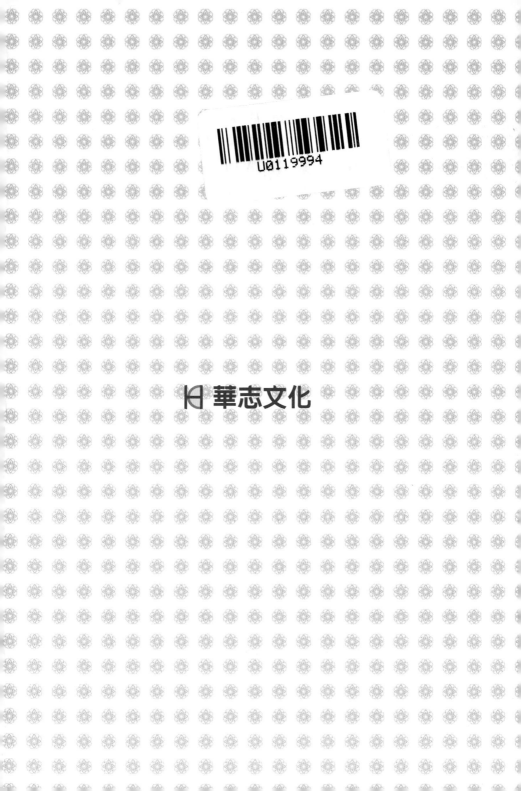

U0119994

華志文化

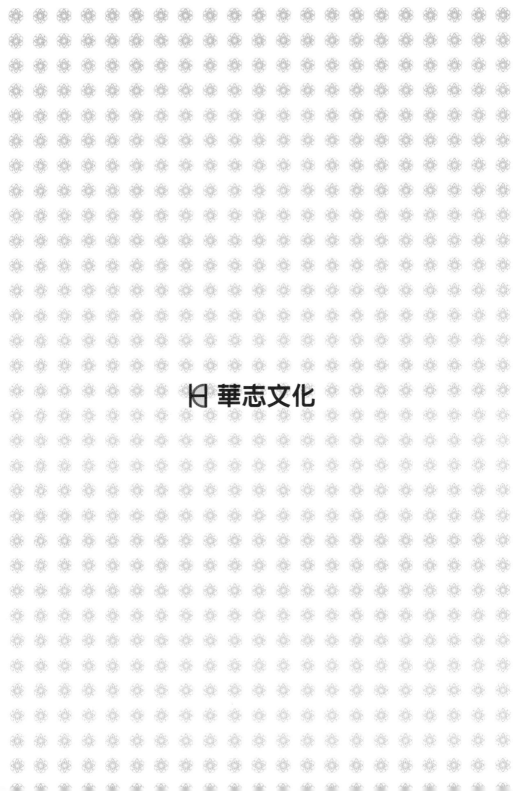

华 華志文化

彩色圖解版
220元

全世界
十幾億人
都在用的 小偏方

輕鬆搞定身上的小毛病

趙國東醫師 編著

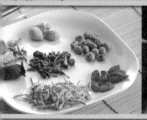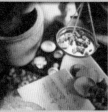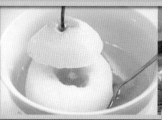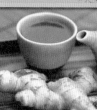

民間千年精選、專家精心甄選
醫藥百病偏方、智慧傳承珍藏
最齊全的方法、簡單實用有效

經過千百萬人驗證過的，最靈的常見病自療驗方，
幾百種天然食物和中藥食材配方，
一個最安全、最簡單、最省錢、最有效的經典小偏方。

86個常見病症
360多個小偏方

前言

俗話說：「偏方治大病」。數千年來，經過時光的考驗，我國民間流傳下來許多簡單而療效神奇、治療疑難雜症的的偏方、祕方，直至今日都還擁有不可低估的價值。

本書編寫的初衷就是給廣大讀者提供最簡單、最省錢、最實用的的袪病與保健良方。具有以下幾個特色與優點：

1. 本書所列的偏方，皆來自傳統醫典與民間流傳，除了實用，更具有極大的療效性與安全性，是家庭常見小病或慢性病的自我診療與保健指南。

2. 本書所列之偏方，在兼顧療效的同時，已盡可能優先擇錄方法簡單易懂者，故讀者不用擔心製法過於難懂，皆簡便易行。

然而，無論如何，本書僅作為提供日常保健與輔助治療之用，病情嚴重與急性發作者，仍須優先至醫院看診。

❀ 目錄 ❀

第三章　神經系統疑難病

第六章　泌尿系統疑難病

第十一章　皮膚科疑難病

第一章

呼吸系統疑難病

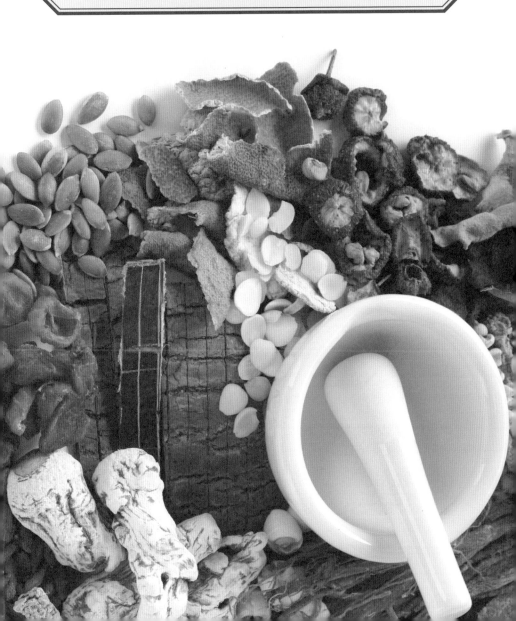

1. 經常性感冒：熱毛巾潤鼻方

᭗ᜤ 特效小偏方 ᜤᭇ

【方一】熱毛巾潤鼻方，用紗布或小毛巾泡在燙手的熱水中，然後提起輕擰一下，再用熱毛巾的熱氣薰蒸並熱敷流鼻涕的鼻孔，反覆摁幾次後就會痊癒。此方能潤鼻通鼻，促進血液循環，抑制感冒。

【方二】綠豆白米粥，綠豆 30 克，鮮荷葉 1/4 張，白米 100 克，綠豆去雜質洗淨放鍋內加水先煮，欲爛時加入洗乾淨的白米及鮮荷葉，一同煮為稀粥。日服 1 劑，分數次食用。

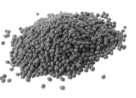

綠豆

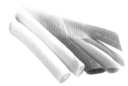

蔥

【方三】蔥白 3 根，生薑 10 片，煎湯服，服時放紅糖 30 克，服後微出汗。

【方四】帶鬚根的蔥 70 克，生薑 80 克，細切，水煎取湯，服 1 碗，發汗。1 次不見效，再服，不出汗也可以，服 3 ～ 5 次治癒。

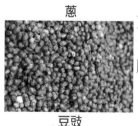

豆豉

【方五】3 根蔥，9 克豆豉，同放鍋

內加水 400CC，大火煎 10 分鐘，取汁熱服，每次 150 ～
200CC，一日 2 次。服後發汗，勿著風。

【**方六**】生薑豬排骨湯，用生薑少許、豬排骨１００克，
斬至細碎狀，煮湯趁熱喝，每日2次，2～3天後即可痊癒。

【**方七**】雞蛋 1 顆，置茶杯內，加白糖 2 茶匙，倒入開水
攪勻，趁熱服，對初期感冒療效頗佳。

【**方八**】生薑紅棗粥，生薑 6 克，白米 93 克，紅棗 6 枚
煮粥食用，有溫肺暖胃，驅散風寒之功效。每日一次。

生薑紅棗粥

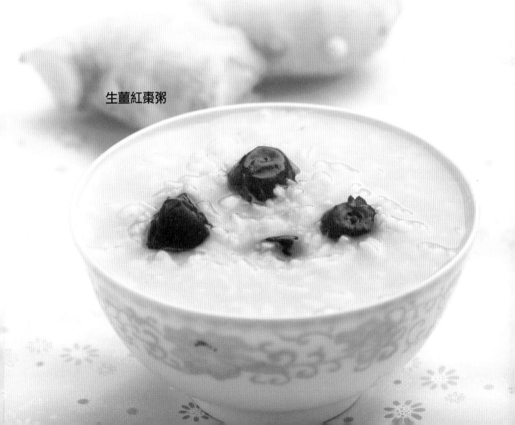

2. 慢性支氣管炎：老薑搗汁擦喉部

❧ 特效小偏方 ❧

【方一】慢性支氣管咳嗽、氣喘，可用生蘿蔔搗爛取汁，加少量白糖飲服，或以經霜蘿蔔煎水代茶飲。

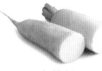

白蘿蔔

【方二】把黃豆充分浸泡後，用打汁機絞碎，榨出豆汁（濃些為佳），煮沸後放入少許雞精粉和低鈉鹽，每天像喝茶水一樣大量喝。

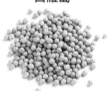

黃豆

【方三】紫蘇葉 10 克，生薑 10 克，紅糖 10 ～ 15 克，新鮮橘皮 9 克（或乾橘皮 3 克）。蘇葉洗淨，生薑切絲，與橘皮一起放入瓷杯內，以沸水沖泡，上蓋，浸泡 10 分鐘，再調入紅糖攪勻，代茶熱飲。主治慢性支氣管炎、風寒感冒、頭痛、畏寒、無汗、鼻塞流涕、咳嗽等。

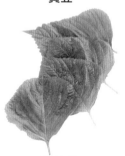

紫蘇葉

【方四】將老薑搗碎，用紗布絞汁。以紗布蘸薑汁外擦喉部，或用不透水膠帶將蘸有薑汁的紗布條固定於咽喉部，效果相當明顯。

【方五】每晚睡前和早上起床後喝半茶匙芝麻油，連喝十餘天可治癒。此外，芝麻油含有鈣、磷、維生素 E、糖類、水分、蛋白質，其不飽和脂肪酸中的亞油酸達 50％，有抗衰老作用和防膽固醇在血管壁上沉積造成的動脈硬化作用。

【方六】花生、紅棗、蜂蜜各 30 克，水煎後分 2 次服用。

【方七】川貝梨，梨 1 顆、川貝母 9 克、冰糖 12 克。將梨挖一個空洞，放入冰糖及川貝母，水煎至梨熟，每日分 2 次服用，6 劑為 1 個療程。

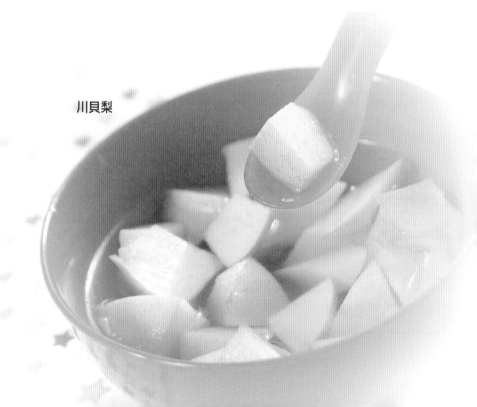

川貝梨

3. 支氣管哮喘：核桃芝麻蜂蜜飲

∽ 特效小偏方 ∽

【方一】甜杏仁約 20 克，用 60 度熱水將皮泡軟，去皮後砸碎，與米 50 ～ 100 克加水同煮，開鍋後放入 10 克冰糖，熬成稠狀即可。要經常食用。有人患肺虛咳喘多年用此方治癒。同時又可治便祕。

【方二】取白胡椒粉約 0.5 克，放在傷濕止痛膏上，敷貼在大椎穴，3 天換 1 次。此方對遇寒冷哮喘的病症有效。哮喘較久者，可加服白芥子、萊服子、紫蘇子各 15 克，水煎服。每日一次，睡前服。

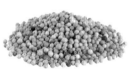

胡椒

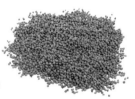

紫蘇子

【方三】老母鴨（越老越好）1 隻，處理好洗淨，放入砂鍋，倒入 100 克醋，然後加水小火煮爛。1 天吃 2 ～ 3 次，吃肉喝汁，吃完為止（若嫌油膩，每次可少吃）。一般一隻鴨吃完即可病除。若多吃幾次，效果更好。最好在冬季數九天吃，復發時也可以吃。有患哮喘多年者，以此治癒。

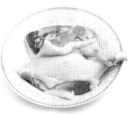

鴨肉

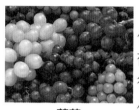

葡萄

【方四】葡萄泡蜂蜜：葡萄 500 克，什麼品種的都行，蜂蜜 500 克。將葡萄泡在蜂蜜裡，裝瓶泡 2 ～ 4 天後便可食用，每天 3 次，每次 3 ～ 4 小匙。

【方五】柚子蜂蜜飲：取柚子 1 個，去皮，削去內層白髓，切碎，放於蓋碗中，加適量麥芽糖或是蜂蜜，隔水蒸至爛熟，每天早晚 1 匙，用少許熱黃酒服下，止咳定喘效果頗佳。

【方六】蜂蜜黃瓜子：蜂蜜、黃瓜子、豬板油、冰糖各 200 克。將黃瓜子曬乾，研成細末，與蜂蜜、豬板油、冰糖放在一起用鍋蒸 1 小時，撈出豬板油肉筋，裝在瓶罐中。在數九第一天開始，每天早晚各服一勺，治療冬季哮喘效果十分明顯。

【方七】核桃芝麻蜂蜜飲：核桃 250 克，黑芝麻 10 0 克。兩物搗碎混合，加入一勺蜂蜜、兩勺水進行拌勻，放在蒸籠裡蒸 2 0 分鐘，每天早、晚分兩次飲食，能治療老年性哮喘，堅持多天會有效。

4. 肺氣腫：蘿蔔、薑汁放肚臍

❦ 特效小偏方 ❦

【方一】將洗淨的大白蘿蔔切兩三薄片再切成碎末，將洗淨的鮮薑也切成碎末（占蘿蔔的 30％左右），量約有一個核桃大小。一起放蒜臼內搗碎，用乾淨的紗布包好，患者仰臥，放在肚臍上，輕按，為避免浸濕被子，可叩上一個小茶杯，每日上下午各做一次，每次兩小時左右。中間可翻動和擠按，幾天即可見效。

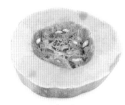

南瓜

【方二】南瓜 1 個，麥芽 1000 克，鮮薑汁 50 克。南瓜去子，切塊，加水煮爛取汁，添入麥芽及生薑汁，小火熬成膏，日服 70 克，早晚分服。治肺氣腫。

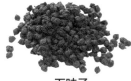

五味子

【方三】茄子根 30 克，紅糖 15 克。茄根洗淨，切碎，煎成濃汁，加入紅糖成膏，早晚分服。

【方四】取五味子 20 克，雞蛋 1 個，五味子洗淨，浸泡，用清水 700CC（約 2 碗半量）和雞蛋一起煎煮，蛋熟後撈起放在冷水中浸泡片刻，去殼後再放回煎煮，約 1 小時燉至湯汁剩 250CC（約 1 碗量），加入少許白糖便可。

5. 支氣管擴張：豬肺、薏仁隨意吃

❦ 特效小偏方 ❦

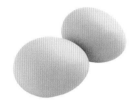

雞蛋

【方一】魚腥草 50 克，雞蛋 1 顆。先將魚腥草用水浸 1 小時後，用火煎沸即可，不可久煎，去藥渣，打入雞蛋，調勻即成。喝蛋湯，每日 1 次，15 ～ 20 天為 1 療程。治療支擴合併感染，咯血，咳嗽，吐黃膿痰，胸悶痛或發熱等症。

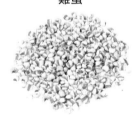

薏仁

【方二】豬肺 1 副，薏仁 200 克。加水煮熟隨意吃。治療支擴咯痰腥臭且量多，吐痰不利。

【方三】豬肺 1 副，白芨 300 克。先將豬肺切塊，與白芨一起放鍋中，另取 1 個稍小的鐵鍋作鍋蓋蓋緊，以泥封口，鍋頂放幾粒白米，小火焙燒至米黃，取出豬肺和白芨，冷卻後研末。每次服 5 ～ 8 克，每日 3 次，糯米湯送服。治療支擴咯血，久治不癒。

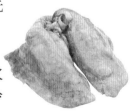

豬肺

6. 肺結核：冰糖黃精熬湯

❧ 特效小偏方 ❧

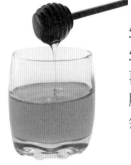

蜂蜜

【方一】白芨、白糖、百部、蜂蜜各500 克，豬膽汁 150CC，大蒜（去皮）50 克。先將白芨、百部濃煎取汁，再與大蒜、白糖共搗如泥，後與豬膽汁、蜂蜜共調為膏。每日 3 次，每次 50 克，開水沖服。

【方二】壁虎適量，放瓦上焙乾研細，裝入膠囊，每日 3 次，每次服 3 ～ 4 粒，小兒 1 ～ 2 粒。連服 3 個月為 1 個療程。

【方三】羅漢果豬肉湯，羅漢果半顆，陳皮 6 克，山藥 9 克，瘦豬肉100 克，將陳皮泡軟後刮去白瓤，汗羅漢果、山藥、瘦豬肉一起共煎湯。每日兩次，連服半月以上。

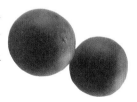

羅漢果

【方四】雞蛋殼 5 ～ 6 個研細，再加入蛋黃 5 ～ 6 個，攪和後置陶（或瓷）鍋內，放炭火上炒拌至焦黑，即有褐色的油滲出，將油盛在蓋碗內備

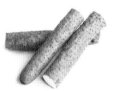

山藥

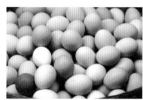

雞蛋

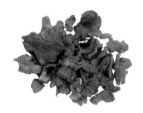

黃精

用。每次飯前一小時，服 3～5 滴，或盛入膠囊內，每次服 2 個膠囊，每天 3 次。

【**方五**】冰糖黃精湯，黃精 30 克，冰糖 50 克，黃精用冷水泡發，加冰糖，用小火煎煮 1 小時即成。

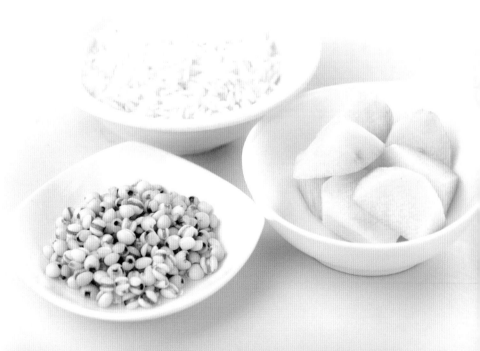

7. 慢性肺源性心臟病：蘆根、竹茹白米粥

特效小偏方

【方一】魚腥草 50 克，絲瓜 50 克。把絲瓜切片，魚腥草切成 3 公分長，按常法加調料製成湯，佐餐食用。治療肺心病急性期，咳喘，咯痰黃稠量多，排痰不利。

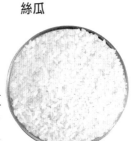

絲瓜

【方二】麻黃 5 克，甜杏仁 15 克，白米 100 克。先將麻黃用水煎湯，去沫去渣，再把甜杏仁去皮尖，放入湯中煮至 6～7 分熟，再放入白米，煮成粥吃。治療肺心病急性發作期，喘憋較重，咳嗽，咯痰清稀。

米

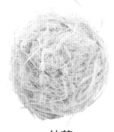

竹茹

【方三】新鮮蘆根 150 克，竹茹 15 克，白米 100 克。先把鮮蘆根洗淨切斷，與竹茹同煎，取汁去渣，再入白米煮粥，粥熟即可食用。治療肺心病急性期，咳嗽，喘息，痰黃黏稠，咯吐不利，胸悶，口乾等症。

8. 咳嗽不止：川貝蒸梨

特效小偏方

【方一】黑燒生薑，把生薑放入平底鍋中，蓋上鍋蓋，用弱火燒，一會兒就冒出白煙，約 4 小時後變成青煙，這時就可熄火，待鍋冷卻後，打開蓋子，於睡前取 2 ～ 3 克薑，用開水沖服。一般到了次日早晨醒來，咳嗽就會痊癒。

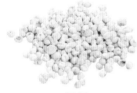

貝母

【方二】茶葉生薑茶，茶葉 7 克，生薑 10 片，將去皮生薑與茶葉一起煮汁，飯後飲用。

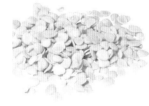

苦杏仁

【方三】川貝蒸梨，雪梨或鴨梨 1 個，川貝母 6 克，冰糖 20 克。將梨從柄部切開，挖空去核，將川貝母研成粉末後，裝入雪梨內，用牙籤將柄部復原固定。放大碗中加入冰糖，加少量水，隔水蒸半小時即可。將蒸透的梨和川貝母一起食入。

【方四】川貝杏仁奶，苦杏仁 9 克，川貝 3 克，梨子汁 1 小杯，糖適量。杏仁用水泡軟後搗碎，加水 200CC，煎湯去渣，加入川貝、梨子汁、糖，磨成杏仁奶，一日飲用兩次，一次 15CC。

9. 慢性咽喉炎：蜂蜜菊花茶

❦ 特效小偏方 ❦

【方一】梨 2 顆、鹽 3 ～ 4 克。將梨洗淨，切成小塊，加入鹽，醃漬 15 分鐘，每次取 1 塊含於口中，每日 4 ～ 6 次。

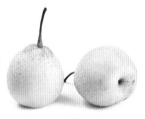

梨

【方二】直接嚼服西洋參片，或用西洋參 3 克泡水代茶飲用。

【方三】「早鹽晚蜜」是一種自古流傳的養生方法。且簡便易行：早晨起床後，用開水沖一杯淡鹽水，先漱口，然後慢慢飲下；晚上睡前喝上一杯蜜糖水。對於治療咽喉炎有神奇的療效。

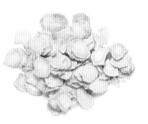

西洋參

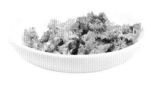

菊花

【方四】蜂蜜菊花茶，菊花 10 克，蜂蜜適量，在菊花茶中加入蜂蜜含服，一次 10 ～ 15 分鐘。

【方五】橄欖海蜜茶，綠茶、橄欖各 3 克，胖大海 3 枚，蜂蜜 1 匙，

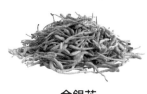

金銀花

先將橄欖入清水煎沸片刻，用以沖泡綠茶與胖大海，燜蓋片刻，待涼後兌入蜂蜜，調勻，徐徐飲用。

【方六】胖大海 3 枚、菊花、金銀花各 10 克，用開水沖泡 15 分鐘，然後代茶飲用。

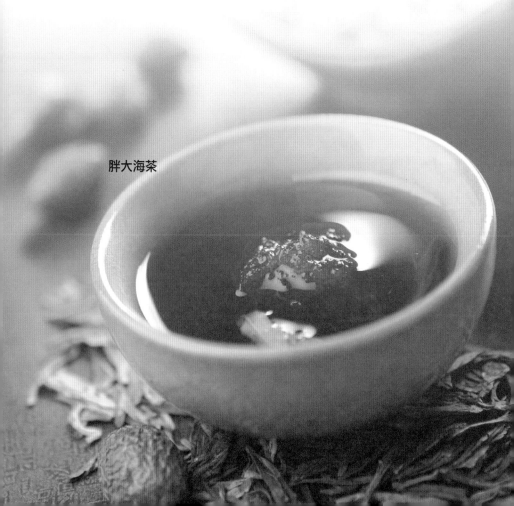

胖大海茶

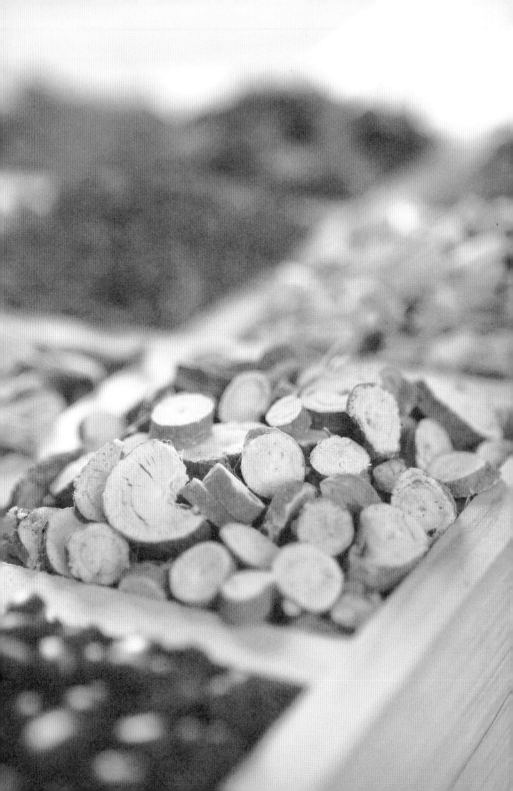

第二章

消化系統疑難病

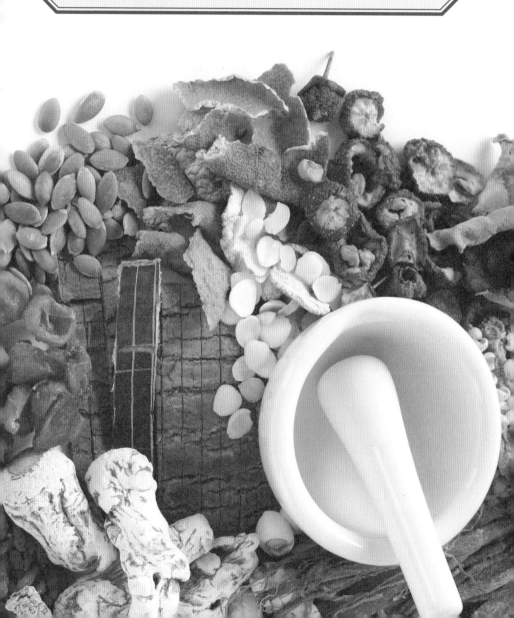

1. 慢性胃炎：炒紅棗開水沖泡

❧ 特效小偏方 ❧

【方一】核桃 7 顆、將核桃去皮切碎，用鐵鍋小火炒至淡黃色時，放入 1 份（750 克為 12 份）紅糖再炒幾下即可出鍋，趁熱慢慢吃下。要每天早晨空腹吃，過半小時後才能吃飯、喝水。一定要連吃 12 天，不要中斷。

【方二】豬心 6 ～ 7 副，白胡椒 10 克。豬心用刀切成 3 ～ 4 公分的薄片，白胡椒研末，均勻地撒在其上，然後蒸熟，清晨空腹服。1 日 1 副豬心，1 副豬心約撒 20 ～ 30 粒小白胡椒粉末。一般服 7 天即癒。

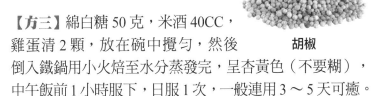

豬心

胡椒

【方三】綿白糖 50 克，米酒 40CC，雞蛋清 2 顆，放在碗中攪勻，然後倒入鐵鍋用小火焙至水分蒸發完，呈杏黃色（不要糊），中午飯前 1 小時服下，日服 1 次，一般連用 3 ～ 5 天可癒。

【方四】將紅棗洗淨，放入炒鍋裡炒至外皮微黑，以不焦糊為準，1 次可多炒一些備用，把炒好的棗掰開，放入杯子裡以開水沖泡，每次放 3 ～ 4 個，可適量加糖，待水顏色變黃後服用。

2. 胃痛：將粗鹽加熱後敷在胃部

❧ 特效小偏方 ❧

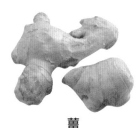

薑

【方一】老薑一塊。將老薑用小火烤乾，切成薄片，帶汁放入綿白糖內沾一下，放入燒至六七成熱的油鍋裡，炸至薑片顏色變深出鍋。每次2片，飯前熱吃，一日3次。10天左右見效。

【方二】生薑60～120克、紅糖120克、紅棗7枚，每日1劑，水煎服，連服2天。

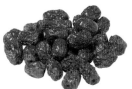

紅棗

【方三】將適量粗鹽裝進乾淨的紗布袋裡，炒至或用微波爐加熱後，敷在胃部，溫度以手感稍燙為宜。

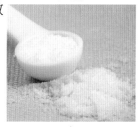

鹽

3. 消化性潰瘍：豆漿加飴糖長期空腹飲用

⊱ 特效小偏方 ⊰

【方一】豆漿一碗，飴糖 15 克，煮沸後長期空腹飲用。

【方二】黃耆茶，黃耆 20 ～ 30 克，煮水飲用。

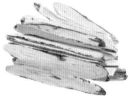

黃耆

【方三】雞蛋殼炭 2 份，生雞內金、丁香各 1 份。雞蛋殼炭（將 95％酒精灑在所需雞蛋殼上，用火點燃，燒成炭）與生雞內金、丁香混合均勻，研成細末，放入瓶內或裝入膠囊。每次 3 克，每日 3 次，溫開水送服，連用 7 日為 1 個療程。

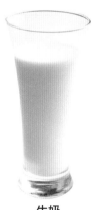

牛奶

【方四】花生牛奶湯，花生仁 50 克，牛奶 200CC，蜂蜜 30CC，將花生仁用清水浸泡 30 分鐘，取出搗爛，牛奶用鍋煮沸，加入搗爛的花生仁，再煮沸，取出待涼後，兌入蜂蜜即成。

【方五】馬鈴薯漿汁，將 2 公斤馬鈴薯洗淨，去除芽眼，切碎搗爛如泥，

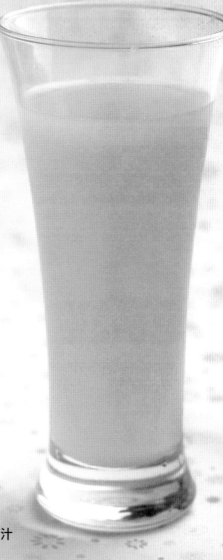

裝入布袋內，放入 1000CC 清水內，反覆揉搓，使其生出一種白色粉質，然後把這含有澱粉的粉質漿水倒入鍋內，先用大火熬，至水將乾時，改用小火慢慢烘焦，使漿汁最終變成一種黑色糊狀物，取出研末，用乾淨容器（最好是玻璃罐）貯存好。每日服 3 次，每次飯前用溫開水送服 1 克。

馬鈴薯漿汁

4. 胃下垂：蛋殼烤至咖啡色後研末

❧ 特效小偏方 ❧

【方一】每次打蛋前先將蛋殼洗乾淨，如果數量不夠則先放冰箱冷凍室內，待累積到十幾至二十幾個後，再放鍋內炒烤至褐咖啡色後，研成粉末服用，每次大約服用半湯勺，可加水調勻後服用，每日三餐飯前 1 小時服，也可在任何時間內服用。一般服半個月即可見效。蛋殼炒好後，可請中藥店代為研粉。

【方二】鮮仙人球 60 克，洗淨切碎。瘦豬肉 30 克，剁成肉餅，與仙人球一起煮熟。每日 1 劑，晚上睡前頓服。30 天為 1 個療程，連服 3 個療程。

【方三】肉桂 1 克（刮去粗皮生用），五倍子 2 克（炒），何首烏 3 克（炒），分研和勻，每日 1 劑，涼開水送服，20 天為 1 個療程，連服 1 ～ 2 個療程。

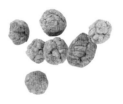

肉桂

【方四】參耆燉老母雞，用紅參 12 克，黃耆 30 克，老母雞肉 500 克，加水適量，食鹽少許，隔水燉 2 小時，分早晚 2 次喝湯吃肉，每週 1

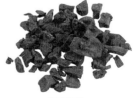

何首烏

劑，連服 6 週，治療胃下垂。

【方五】糙米香菇糊，糙米浸水 6 小時，用攪拌機將糙米打為漿狀，加上香菇若干（切成絲狀），下鍋煮熟，攪拌成糊狀。每晚 9 點後或

香菇

睡前 1 小時吃，吃時，可加白糖或鹽，但只吃半碗，第二日早晨再吃半碗，連用 3 週。

5. 慢性肝炎：枸杞雞蛋羹

❧ 特效小偏方 ❧

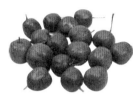

山楂

【方一】山楂 250 克，丹參 500 克，枸杞 250 克，蜂蜜 1000 克，冰糖 60 克。將前 3 味藥品沖洗乾淨後浸泡 2 小時後煎成藥液，再將蜂蜜、冰糖加入砂鍋內，以小火煮開 30 分鐘，待至蜜汁與藥液溶合而呈黏稠狀時離火，冷卻後盛入容器內密封保存。每日 3 次，每次 1 匙，以開水沖飲，可長期服用達 2 ～ 3 個月。滋補肝腎，活血化瘀。對瘀血停滯型慢性肝炎有特效。

【方二】玉米鬚 60 克，紅棗 30 克，黑豆 30 克，胡蘿蔔 90 克。用水煮玉米鬚半小時，去鬚，用其水煮紅棗、黑豆、胡蘿蔔（洗淨切塊），豆爛則止。服食，1 日分 2 次，連服數日。

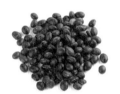

黑豆

【方三】豆腐 250 克，豬肝 80 克，低鈉鹽、生薑、蔥、雞精粉、澱粉各適量。豬肝洗淨切成落片狀，鍋中加適量水，將豆腐切厚片放入鍋

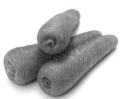

胡蘿蔔

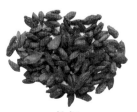

內，加少許低鈉鹽，湯煮開後再入豬肝，再煮 5 分鐘，而後放入調料即成。吃豆腐、豬肝，喝湯，每日 1 次，可連服 7 ～ 10 天。

枸杞

【**方四**】枸杞雞蛋羹，枸杞適量，雞蛋 1 ～ 2 顆，將枸杞加入雞蛋液中攪勻，隔水蒸熟後食用。

【**方五**】醋水梨，水梨 1 ～ 2 顆，米醋若干，將水梨洗淨切片，入米醋中浸泡 4 小時後食用，每次 5 片，每日 3 次。

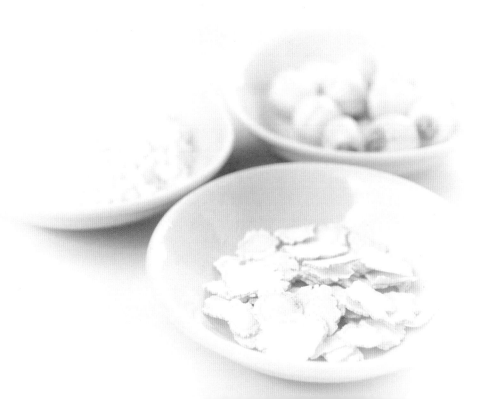

6. 肝硬化：紅豆鯉魚湯

❧ 特效小偏方 ❧

【方一】活鯽魚 1 尾，去腸不去鱗。冬瓜 1 個，切開一頭，去內瓤及子，將鯽魚放入，略加薑、蔥、黃酒，再加入紅豆 31 克，用切開之蓋蓋好，以竹籤釘牢，放入砂鍋，加水，燉 3 ～ 5 小時，喝湯，吃魚及瓜，吃時最好不加任何調味料，或略加糖醋，每日 1 劑，連吃或間日吃 1 劑，7 劑為 1 療程。

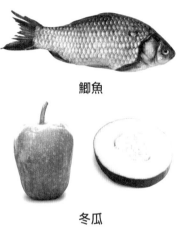

鯽魚

冬瓜

【方二】採摘半碗藤川七的珠芽（莖瘤），洗淨後加 1 碗涼開水，在果汁機中打汁，將汁液調點蜂蜜服用；藤川七的珠芽渣滓則用 2 碗水熬成 1 碗，過濾後當茶喝。有患者服用後 1 週再到醫院檢查症狀已改善許多，爾後視病情可減少服用量，半個月後，每天改服 1 次，1 個月後恢復。

【方三】將大蒜去皮，用 60 ～ 90 克，西瓜 1 個（約 1500 ～ 2000 克）。先用刀在西瓜皮上挖一個三角形的洞，將大蒜裝入，再將挖出的西瓜皮蓋在洞口上，將洞口向上放

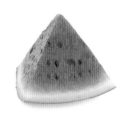

西瓜

在瓦碟上隔水蒸熟，趁熱吃蒜和瓜瓤。本方可治肝硬化腹水症。

【方四】甘草茶，甘草 20 克，兌水 1 公升左右，用開水浸泡，代茶頻飲。加班勞累時、喝酒應酬前都可以飲用，一週喝上幾次。長期服用甘草，可能會導致血壓升高和身體水腫，所以，高血壓、腎功能損害的患者，這個偏方要慎用。

【方五】紅豆鯉魚湯：將紅豆 80 克、紅棗 20 克洗淨瀝乾，陳皮 1 小塊浸軟、刮去瓤，紅棗去核備用。鯉魚約 600 克去鱗、洗淨、抹乾，撒上少許鹽和胡椒粉，再用少許油將魚煎至稍微金黃即可起鍋，並用清水沖去油分。所有材料同時放入鍋中，並倒入適量清水。煮至水滾，再改用中小火煮至湯濃，最後加入適量的鹽調味即可。

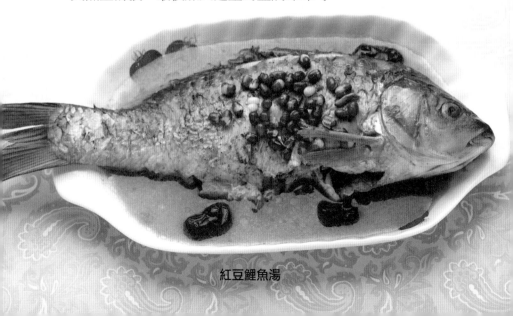

紅豆鯉魚湯

7. 脂肪肝：枸杞綠茶

❀ 特效小偏方 ❀

【方一】常食山渣製品，如山楂片。研究顯示，山楂中所含的山楂酶能促進脂肪分解。

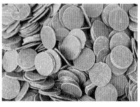

【方二】枸杞綠茶：枸杞、綠茶適量，以沸水沖泡，代茶頻飲。

山楂

【方三】芹菜黃豆湯：新鮮芹菜100 克（洗淨切成小段）、黃豆 20克（用水泡漲），鍋內加水適量煮黃豆，黃豆煮熟後加入芹菜段稍煮片刻，出鍋調味，即可食用。每日一次，連續服用 3 個月。

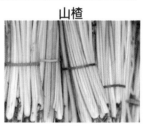

芹菜

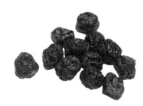

烏梅

【方四】桂花烏梅汁：將一小把烏梅放入水中，小火煮 40 分鐘後，加入桂花、白糖，晾涼後即成。

【方五】蘑菇豆腐湯：蘑菇 250 克、豆腐 200 克，調料適量。水煮開後，按常法煮湯食用。每日 1 劑。

【方六】陳皮二紅飲：陳皮、紅花各 12 克，紅棗 10 枚。
紅棗剖開去籽，將上述三味藥材水煎，取汁代茶飲用。

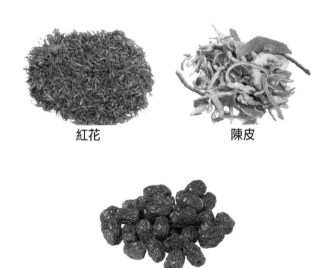

紅花　　　　　　陳皮

紅棗

8. 慢性膽囊炎：玉米鬚茶

∽ 特效小偏方 ∽

【方一】豬膽 10 個（連同膽汁），綠豆 250 克，甘草 50 克。將綠豆分別裝入苦膽中，用線縫緊，洗淨苦膽外汙物，放入鍋內蒸約 2 小時取出搗爛，再用甘草煎汁混合為丸 10 克重，烤乾備用。每日早、中、晚各服 1 丸。10 天為 1 療程。

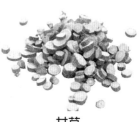

甘草

【方二】野蕎麥塊根 10 克，核桃 3 個。將野蕎麥塊根洗淨，與 3 個核桃仁一起嚼服，每日 2 次，飯後服。本方為貴州彝族民間慣用單方，用於治療急、慢性膽囊炎有效。

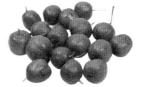

山楂

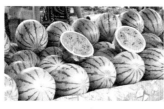

西瓜

【方三】瓜糖膠水凍：紅肉西瓜 14 克、粉皮 15 克、白糖 60 克、香蕉油 1 滴、清水 90 克。西瓜肉去籽、切碎，用蔬果汁機打成汁，粉皮切成寸段，在西瓜汁中加入白糖 15 克，放入粉皮煮至溶化，晾至涼透，凝結成塊，即成西瓜酪。

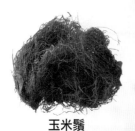

玉米鬚

清水加入剩餘白糖燒開，加入香蕉油，把西瓜酪切成小塊，在盤子四周澆上糖水即成。

【方四】玉米鬚茶：玉米鬚 100 克，加適量水，煎水代茶飲用，每日一次。本方亦適用於膽結石。

玉米鬚茶

9. 膽結石：西瓜皮曬乾後水煎

❦ 特效小偏方 ❦

【方一】新鮮蘿
蔔 250 克。將新鮮
蘿蔔洗淨，切碎略
搗，絞取汁液即
成。亦可加適量蜂

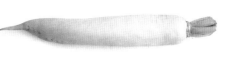

白蘿蔔

蜜或白糖調服。每次服 2 湯匙，日 2 ～ 3 次，冷服。

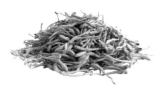

金銀花

【方二】金錢草 80 克（鮮品 200
克），金銀花 60 克（鮮品 150
克），瘦豬肉 1000 克，黃酒 2 匙。
將金錢草、金銀花洗淨後用紗布
包好，與豬肉塊一同加水浸沒，
大火燒開後加黃酒，小火燉 2 小
時，取出藥包，擠乾。飲湯食肉，每次 1 小碗，每日 2 次。
過夜煮沸，3 日服完。

【方三】敗醬草 30 克，金錢草 50 克，綿茵陳 30 克，白
糖適量。以上 3 味加水 7500CC，煎取 1000CC，去渣取汁。
加白糖調勻，溫服。代茶頻飲。宜常服。清熱，利濕，排
石。適用於膽結石、慢性膽囊炎。

【**方四**】荸薺金錢草湯，取荸薺 90 克，金錢草、生大黃各 30 克。水煎成汁後，去渣，分成 3 份，每日服 3 次。

【**方五**】玉米鬚水，將玉米鬚 100 克洗淨切段，水煎後代茶頻飲。

【**方六**】西瓜皮曬乾後水煎，每天代茶頻飲。

西瓜

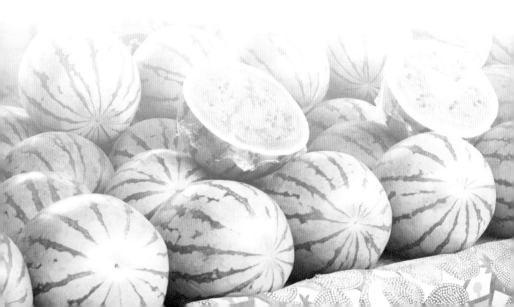

10. 便祕：用米加番薯熬成番薯稀飯

特效小偏方

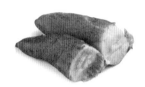

番薯

【方一】治老年便祕，用米、小米各 63 ～ 94 克，加番薯 125 ～ 219 克，熬成番薯稀飯，晚飯前後食用。

【方二】取適量蔥白，切成細末，用食醋炒至極熱。然後用布包好，置於肚臍。每天早晚各暖 1 次，大便自通。

【方三】番薯 500 克，生薑 2 片，紅糖適量。將番薯洗淨，削去外皮，切成小塊，放入鍋中，加適量清水，上火煮至熟透時，加紅糖和薑片，再煮片刻。早、晚當點心食用。

【方四】麻油拌菠菜，新鮮菠菜 250 克，鹽、麻油少許。新鮮菠菜洗淨，放入開水中燙 2 ～ 3 分鐘，取出切碎後，用麻油、精鹽拌食。每日 1 ～ 2 次。

【方五】胡蘿蔔蜂蜜汁，胡蘿蔔 1 ～ 2 根、蜂蜜適量。胡蘿蔔洗淨切片，加入適量水打成汁，兌入

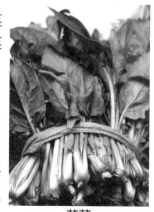

菠菜

蜂蜜飲用，每次 80CC。

【方六】馬鈴薯漿汁，馬鈴薯搗爛，加入適量水打成汁，每天早晚各喝一杯，連喝 2 ～ 3 個星期。本方尤其善治習慣性便祕。

【方七】常食核桃。每天早晚各吃幾塊核桃或者閒時隨意吃點，每天控制在半兩之內為佳。

【方八】番薯果泥：番薯、蘋果各 1 個。番薯、蘋果洗淨去皮，切成小丁。將切好的兩種丁一起放入鍋中。加適量冷水，大火煮開轉小火繼續煮 30 分鐘。將煮好的番薯和蘋果連湯汁一起倒入果汁機，打成泥狀即可。

番薯果泥

11. 結腸炎：雞蛋煮熟趁熱剝皮浸醋中

❧ 特效小偏方 ❧

【方一】雞蛋4顆，食醋1兩。先將雞蛋煮熟，趁熱剝殼，放入食醋中，搗開後一併服下。晚飯前服。本方可治療慢性結腸炎、腹瀉或清晨即瀉（五更瀉），大便稀薄，1日2～3次。

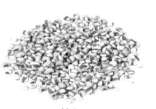
薏仁

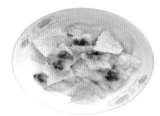
鍋巴

【方二】薏茫60克，鍋巴60克。將上述兩種材料，加清水一起同煮成粥後食用。每日3次，連服2～3天。此方能治療腹瀉或五更瀉，納食不香，形體消瘦等症。

【方三】紅棗糯米粥：糯米100克、紅棗5枚，將兩味材料一起煮粥食用即可。

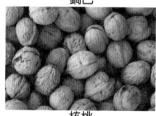
核桃

【方三】核桃帶殼數個，放火上烤熟，研細末，用溫開水沖服。每次3個，每日2次，3天為1療程。治療慢性結腸炎，腹瀉、便祕交替，腹痛等症。

【**方四**】6 ～ 10 克乾玫瑰花泡茶飲用。

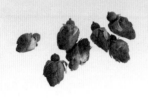

玫瑰

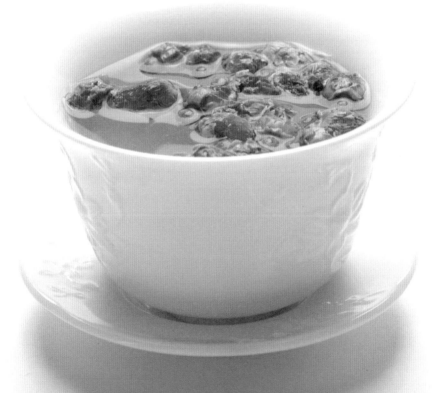

玫瑰花茶

12. 痔瘡：適量蔥白煮湯後薰洗患部

❧ 特效小偏方 ❧

【方一】馬齒莧 250 克，洗淨，用涼開水沖一下，再打汁服用。如果是原汁則每天睡前喝 1 碗；如果是加水打成的汁則需要服 1 碗半。對於痔瘡嚴重者，服原汁大約半天即可止痛、消腫，連續服 1 星期可癒八成，爾後改用馬齒莧燉豬大腸繼續服 1 星期，可基本痊癒。燉的方法是每次用 250 克馬齒莧燉 1 截豬大腸頭，每日 1 劑。

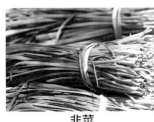
韭菜

【方二】將新鮮韭菜 100 ～ 200 克，洗淨切段後放入盆內，用開水沖泡成湯，坐在上面先薰後洗，擦乾後塗上消炎膏，如此 3 ～ 5 次即見效。如無韭菜，可用韭菜籽 50 克代替。

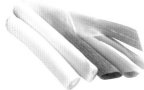
蔥

【方三】適量蔥白煮湯後薰洗患部。

【方四】將生蘿蔔搗碎，煎濃湯，薰洗患部，每天 1 ～ 2 次。

【方五】生黃耆 9 ～ 12 克，地龍 6 克。將生黃耆煮水，

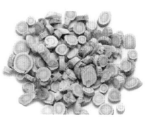

三碗水煮成兩碗，將地龍碾成粉末或者剁成粉末，一同服用。半個小時後，可吃一顆槐角丸加以輔助，治療效果更佳。

【**方六**】熱水浴。取水菖蒲根200克，加水2000CC，煎沸後10分鐘去渣取汁，先熏後坐浴10～20分鐘。每天2次，連洗1～3天，病情即可得到緩解。

黃耆

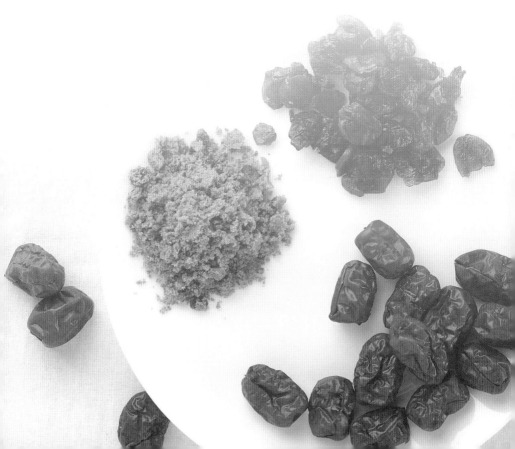

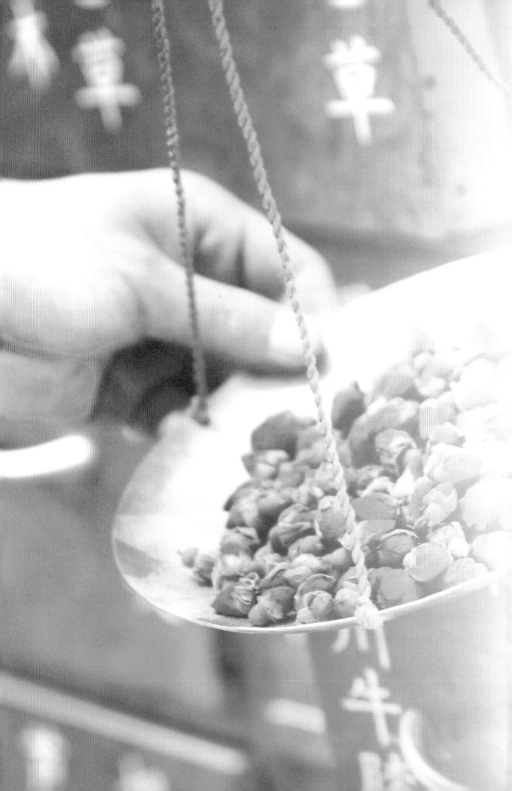

第三章

神經系統疑難病

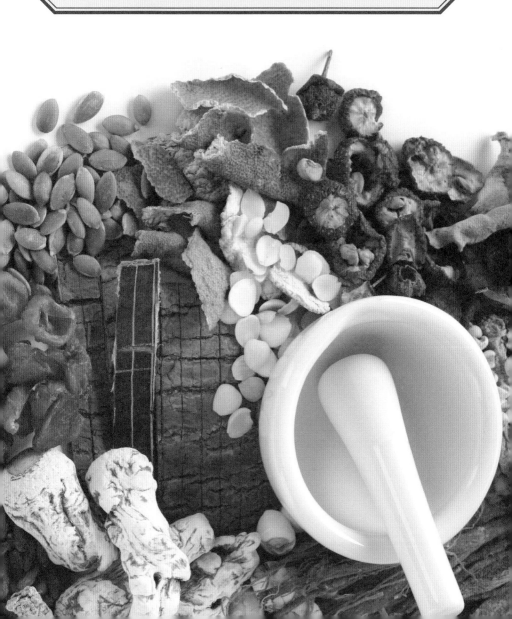

1. 偏頭痛：綠豆枕

✿ 特效小偏方 ✿

【方一】新鮮白蘿蔔 500 克絞爛取汁，加入冰糖，每日滴鼻 4～6 次，首次滴 4～8 滴。如左側偏頭痛則將蘿蔔汁 1 次滴入右側鼻孔中，若右側偏頭痛則將蘿蔔汁滴入左側鼻孔中。

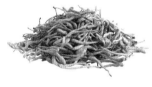

金銀花

【方二】香白芷 6 克，防風 4.5 克，葛根 4.5 克，天麻 3 克，金銀花 6 克，生石膏 10 克，川椒 3 克，乳香（研細）3 克。以上 8 味加適量水，煎湯，去渣，溫洗頭部。

【方三】綠豆枕：將適量不去皮的綠豆包裹在枕頭內，只要躺下時不磕到腦袋，感覺舒適即可。每日枕著睡覺。

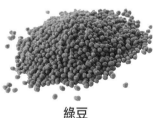

綠豆

2. 三叉神經痛：綠豆乾皮、乾菊花各適量做枕心

❧ 特效小偏方 ❧

【方一】綠豆乾皮、乾菊花各適量，裝入布袋做枕心，每晚睡覺時枕用。

【方二】每次用鮮枸杞葉 7 ～ 9 片，洗淨切碎，打入 1 顆雞蛋攪勻。在鍋內加 1 湯勺花生油，將雞蛋炒熟，每日早餐食用，連續吃 1 個月。

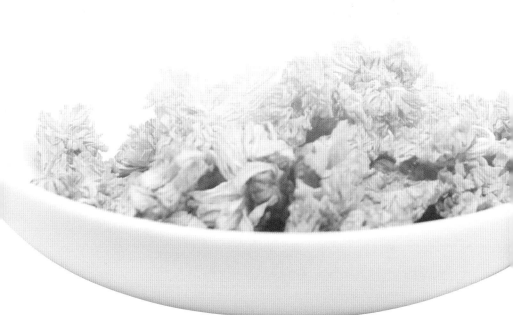

3. 失眠：桂圓紅棗蓮子湯

❧ 特效小偏方 ❧

【方一】小米桂圓粥：桂圓肉 30 克、小米 50～ 100 克、紅糖適量。將小米和桂圓肉同煮成粥，待粥熟，調入紅糖即成。

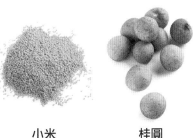

小米　　　桂圓

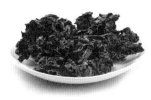

黑木耳

【方二】將黑木耳 250 克炒至黑略帶焦味，另將黑芝麻 150 克炒香。將焦黑木耳和炒芝麻一同混勻，每次用 6 克，放置碗中，沸水沖泡，取濾液當茶頻飲，每次 100CC，加白糖適量調味。滋補肝腎，益智強壯。適用於心腎不足、腰痠腿軟、心悸不寧、失眠多夢。

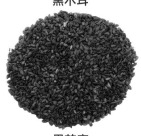

黑芝麻

【方三】桂圓枸杞紅棗粥：桂圓肉 15 克、枸杞 10 克、紅棗 4 枚、粳米 100 克。同煮成粥，每日晨起時空腹服用。

【方四】紅糖核桃飲：將適量核桃仁加水放入蔬果汁機打成漿，加入紅糖調勻，晚飯後飲用。

【方五】桂圓紅棗蓮子湯：紅棗數枚、桂圓肉 10 克，蓮子 15 克，銀耳 6 克，冰糖適量。銀耳泡發洗淨，與蓮子煮熟燉爛，加桂圓肉，稍煮，加冰糖溶化即可。每日服 1 次。紅棗可不加。

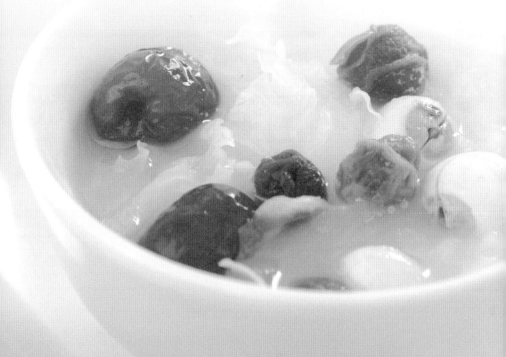

桂圓紅棗蓮子湯

4. 顏面神經炎：蜈蚣研末，防風煎煮取汁沖服蜈蚣粉

❦ 特效小偏方 ❦

【方一】蜈蚣 1 條，防風 15 克。將蜈蚣焙乾研細末。將防風煎煮 20 分鐘，取汁，沖服蜈蚣粉，每次 1 克，每日 1 次，3 天為 1 療程。治療面癱急性期，口眼歪斜，或伴惡風，面癢等症。

【方二】白附子 6 克，僵蠶 10 克，全蠍 6 克。共研細末，每次 3 克，每日 2 次，溫黃酒送下。適用於面癱急性期，口眼歪斜，眼瞼閉合不能，口角流涎者。

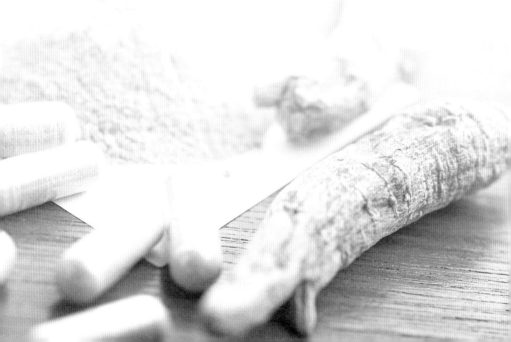

5. 癲癇：用鱉煮食可治癒

特效小偏方

【方一】癲癇尚未發作時，用鱉煮食，可用油、鹽調味，每天吃1隻，連服7天。曾有患者，分別連服5、7、9天，治癒三例，至今未復發。

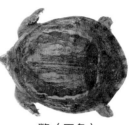

鱉（甲魚）

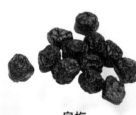

烏梅

【方二】炒烏梅31克，硼砂25克，炒枇杷花31克，共研細末，調白蜜9克，分成9丸，凡遇患者病發，不省人事，急化1丸灌之，立醒，以後再發時急服1丸即癒。

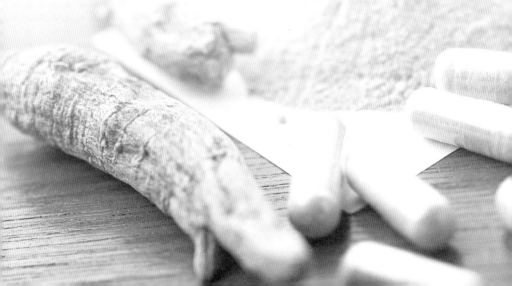

6. 神經衰弱：桂圓芡實粥

❧ 特效小偏方 ❧

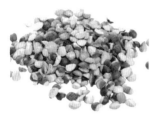

芡實

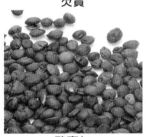

酸棗仁

【方一】桂圓芡實粥：取桂圓肉、芡實各 20 克，糯米 100 克，外加 15 克酸棗仁，一起煮成粥，再兌入適量蜂蜜來調味，每天早上當早餐，連服 1 個月。桂圓可滋補心肺，酸棗仁可安心神，搭配食用可有健腦益智、益腎固精之功效，可治療神經衰弱、智力衰退、肝腎虛虧等病症。

【方二】棗仁麥冬茶：酸棗仁 30 克，搗碎，用紗布包裹，加清水 200CC，煎至 30CC。每晚睡前半小時服，10 日為 1 個療程。也可取酸棗仁 5 克，研碎後加白糖拌勻，於睡前用溫開水沖服。

【方三】桂圓肉 10 克，酸棗仁 10 克，五味子 5 克，紅棗 10 枚。水煎當茶飲。

【方四】合歡皮、西洋參各 5 克，

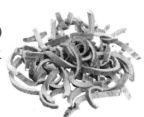

合歡皮

遠志 3 克，紅棗 10 枚。用清水煎煮，分早晚服用。

【方五】核桃仁、黑芝麻各 30 克、桑葉 15 克，每日一劑，水煎後分早晚服用。

【方六】百合銀耳蓮子湯：蓮子 150 克，百合 10 克，銀耳 15 克，冰糖適量。銀耳泡發，去蒂，切小朵。蓮子洗淨，百合用清水泡發。將所有材料放入鍋中，加清水適量，以中火熬煮 45 分鐘。放入冰糖，以小火煮至冰糖溶化即可。每週食用 2 次。可適當加些枸杞。

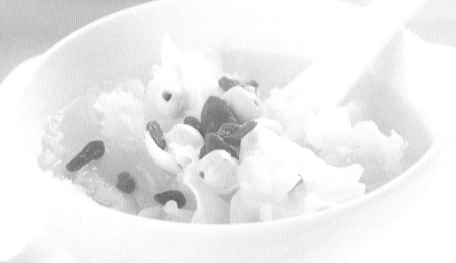

百合銀耳蓮子湯

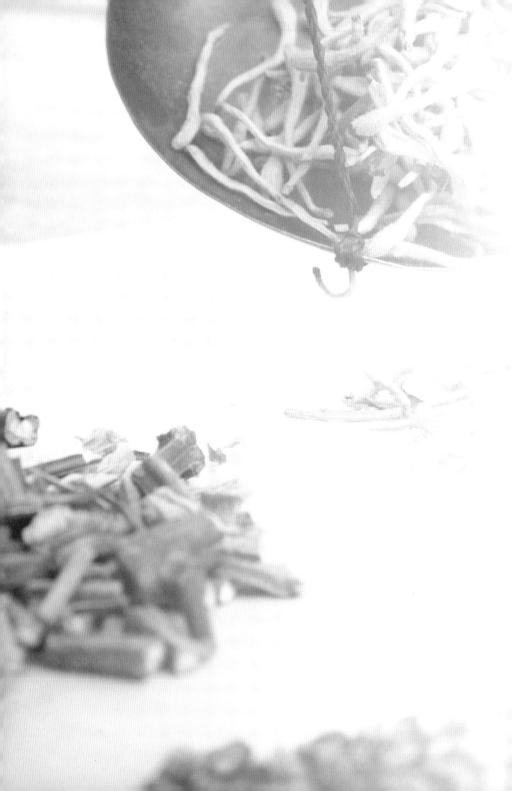

第四章
循環系統疑難病

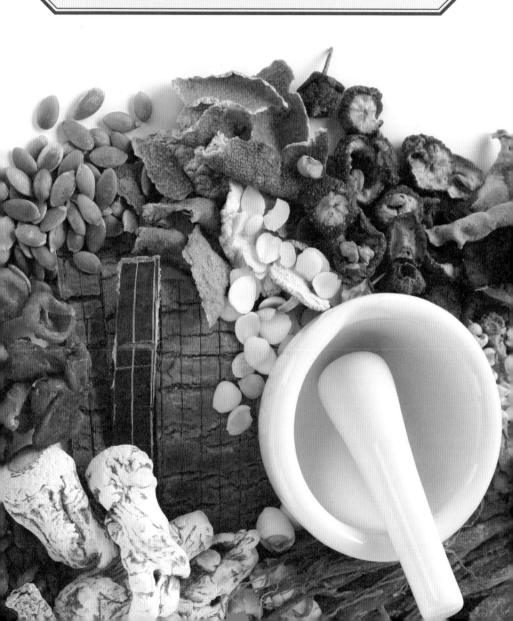

1. 高血壓：黃豆海帶湯

❧ 特效小偏方 ❧

【方一】以海蜇皮 30 克切片和馬蹄菜 500 克，加適量水入鍋中煮，食其汁液。海蜇皮有鎮定肝風的作用，能消除高血壓引起的頭痛；頭暈耳鳴是火熱上炎的結果，馬蹄菜有解熱的作用。這兩樣食品，對治療高血壓都很有益。

【方二】取食用醋適量（瓶裝陳醋更佳），逐漸加入砸碎的冰糖，攪拌使之溶化，加到冰糖不再溶化為止。飯後飲 1 湯匙。每天 2 次，可長期服用。但患有消化性潰瘍或胃酸過多者不宜。

【方三】玉米鬚苦丁茶，取苦丁茶 2 支，乾玉米鬚 7 ～ 8 克，用開水沖泡，早晚當茶水來飲用。

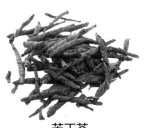

苦丁茶

【方四】將半碗帶衣花生泡入醋中，七天後取出，每天早晚各吃 10 粒。

【方五】取蜂蜜 100 克，黑芝麻 75 克，先將黑芝麻蒸熟搗如泥，放蜂蜜攪拌，用溫開水沖化，每日分 2

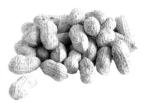

花生

次服用。每日早晚各一杯，會使血壓趨於正常。

【**方六**】黃豆 150 克，海帶 30 克，白糖適量。將黃豆清洗乾淨，加水 1000 CC，放入沙鍋中，置於火上，先用大火煮沸後，改為小火燒至黃豆熟時，再將海帶清洗乾淨，切成碎片，放入鍋內，繼續燉至酥爛，放白糖，調勻即可。實驗研究發現，降低膳食中鈣的含量能引起血壓的升高，持續低鈣的膳食，是造成高血壓的重要原因之一。本方裡的黃豆含豐富鈣質，而海帶所含的海帶氨酸具有降壓作用。

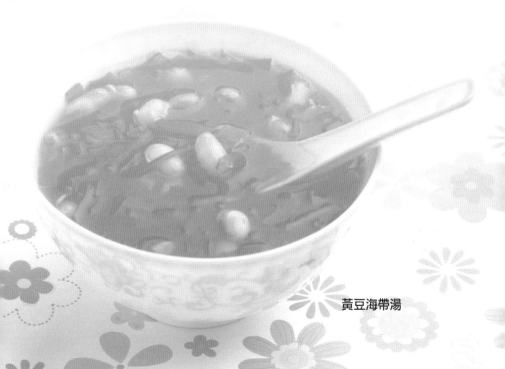

黃豆海帶湯

2. 低血壓：雞蛋用淡茶水沖服

❦ 特效小偏方 ❦

【方一】每天早晨將雞蛋 1 個磕入茶杯內，用沸開水避開蛋黃緩緩倒入，蓋上杯蓋燜 15 分鐘（冬季可將雞蛋磕入保溫杯內）。待蛋黃外硬內軟時取出，用淡茶水沖服，每天 1 個，連服 30 天。

【方二】每天吃 2 顆雞蛋，連續 3 天。吃法無論炒、蒸、煮、煎都可以。

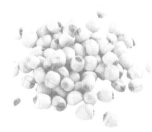

蓮子

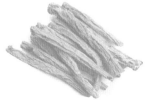

黨參

【方三】蓮參粥：蓮子、黨參、薏仁各 10 克，淮山藥 20 克、紅棗 10 枚、糯米 50 克。將各料清洗乾淨，淮山藥切片，紅棗去核，蓮子放冷水中浸泡，去皮和心。置鍋加適量水，除糯米外全入鍋，大火煮沸後再加入糯米，至再沸時改小火煮至糯米熟軟即可。每日 2 次，早晚各服 1 次，連服 15 日為 1 個療程，病情重者可連服 2 個療程。

【方四】鯉魚糯米粥：鯉魚 1 條、

糯米80克,調味料適量。將鯉魚去鱗、鰓、內臟後,洗淨切塊,與清洗乾淨的糯米共置鍋內,加水煮為稀粥。鯉魚可用鯽魚替換。

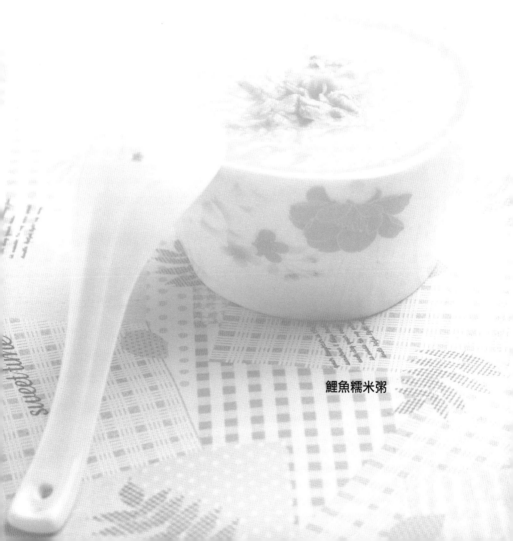

鯉魚糯米粥

3. 動脈硬化：香蕉茶葉蜂蜜少許

❦ 特效小偏方 ❦

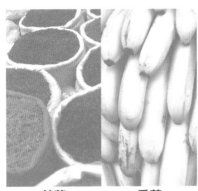

茶葉　　　　香蕉

【方一】香蕉 50 克，茶葉 10 克，蜂蜜少許。先將茶葉用 1 杯沸水泡開，再將香蕉去皮壓碎，添加蜂蜜調入茶水中。每日 1 劑，隨意飲用。此藥茶可降血壓，又能潤燥滑腸，對治療動脈硬化、高血壓、冠心病及都有一定效果。

【方二】常飲玉竹湯，玉竹 12 克，白糖 20 克。加水煮熟，飲其湯，食其藥，日服 1 劑。

玉竹

4. 心律失常：蔥白紅棗茶

ᕫᕬ 特效小偏方 ᕫᕬ

【方一】丹參 90 克，洗淨，切成薄片，放入薄布袋內，紮緊袋口，放入瓷瓶內，入米酒 500CC，密封瓶口，浸泡 15 天。每日 3 次，每次 1 小盅，或量力而飲之。

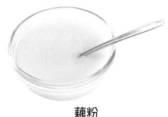

藕粉

【方二】取蓮子研磨成粉，與同重量的蓮藕粉混合煎湯來吃，連吃數週，即有成效。或連續煎吃，以之代茶飲，效果更為卓著。

【方三】紅棗豬心：豬心 1 個、紅棗 15 克。將紅棗納入豬心後隔水蒸熟，每天中午食用。本方亦可治療心悸。

【方四】蔥白適量，紅棗 20 枚。紅棗先水煎 20 分鐘後加入蔥白，再煎 10 分鐘，分 2～3 次服用，每天一劑。

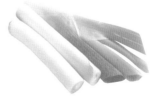

蔥

5. 心悸：黃耆開水沖泡

❧ 特效小偏方 ❧

【方一】小麥 60 ～ 100 克，炙甘草 6 ～ 10 克，紅棗 10 枚。將上述藥材一同下鍋，同煎成汁，代茶頻飲。

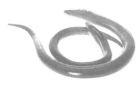
鱔魚

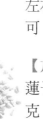
小麥

【方二】黃耆鱔魚豬肉粥：黃鱔 1 條、瘦豬肉 100 克、黃耆 15 克。將黃鱔去內臟，與豬肉、黃耆共煮。每次煮粥時一般用黃耆 30 克左右，配上 500 克米，小火燉熟即可。

【方三】百合蓮子麥冬湯：百合、蓮子（不去心）各 30 克，麥冬 15 克。水煎 2 次，每次用 300CC 煎 30 分鐘，將兩次的汁液混合後，除去麥冬。

【方四】百合糖水：鮮百合 50 ～ 60 克，或乾百合 30 克，冰糖適量。將百合煎水，加入適量冰糖即成。每日 1 次。

百合

【**方五**】黃耆15克，開水沖泡，代茶飲用，每日1～2次。可適量添加枸杞或紅棗等補中益氣之品。

黃耆紅棗茶

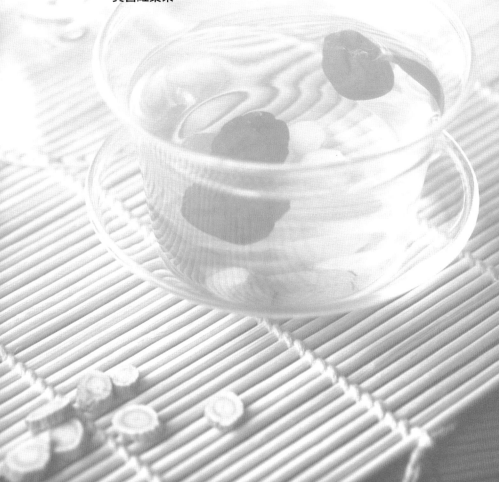

6. 高血脂：陳醋泡鮮雞蛋

❦ 特效小偏方 ❦

【方一】陳醋 100 克，鮮雞蛋 1 顆。將陳醋放入帶蓋的茶杯內，再將鮮雞蛋放入，蓋上密封 4 天後，將雞蛋殼取出，把雞蛋和醋攪勻，再蓋上蓋密封 3 天後即可用。1 劑可服 7 次，1 次口服 5CC，1 日 3 次。

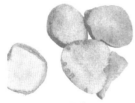

澤瀉

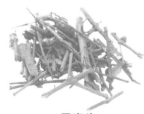

桑寄生

【方二】澤瀉 30 克，白朮 12 克，天麻 12 克，半夏 12 克，決明子 20 克，潼蒺藜 18 克，刺蒺藤 18 克，牛膝 12 克，鉤藤 25 克，桑寄生 18 克，膽南星 6 克，杏仁 12 克，丹皮 12 克，全蠍 5 克。水煎服。

治腦動脈硬化，以及眩暈、耳鳴、記憶力減退、舌紅、苔黃等。本方有平肝潛陽，化痰通絡的功能，並可降血壓和膽固醇。

【方三】山茱萸肉、山楂肉、龍眼肉各 20 克，石決明、決明子、菊花、何首烏各 15 克，生地黃、金銀花、蒲公英、赤芍、甘草各 10

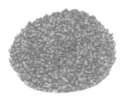

決明子

克。加水煮沸 20 分鐘，濾出藥液，再加水煎 20 分鐘。去渣，兩煎湯液對和，分服，日 1 劑。治腦動脈硬化症、失眠、多夢。

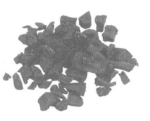

何首烏

【**方四**】取紫皮大蒜 50 克，陳粟米 100 克。先將紫皮大蒜剝去外皮，洗淨後切碎，剁成蒜蓉，備用。陳粟米淘洗乾淨，放入沙鍋內，加水適量，用大火煮沸後，改用小火燉煮至粟米酥爛。待粥將成時，調入紫皮大蒜蓉，拌和均勻即成。

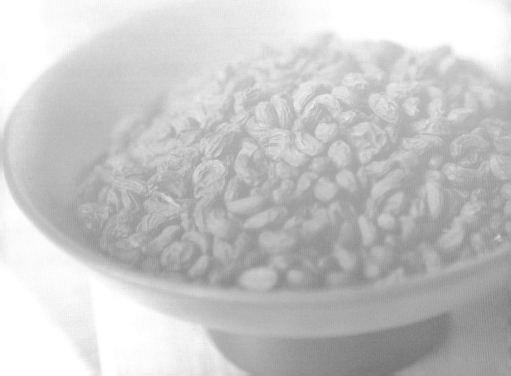

7. 冠心病：山楂荷葉茶

∽ 特效小偏方 ∽

【方一】大蒜適量，紅糖 150 克，醋 500 克。將紅糖放入醋中攪溶，再將大蒜浸泡在糖醋汁中，15 天後即成。每天早晨空腹吃糖醋大蒜 1 ～ 2 瓣，並喝一些糖醋汁，連服 10 ～ 15 天。

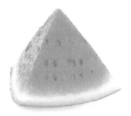

西瓜

【方二】百合 50 克、西瓜紅肉 50 克，白糖、蜂蜜各 50 克。將乾百合洗淨，放入碗內，加水 10CC 及白糖上籠蒸熟。鍋中加入水 100CC，將蒸百合的原湯倒入，放入蜂蜜，見糖汁熬稠時再加入百合、西瓜紅肉塊，收汁出鍋。當點心食用。

百合

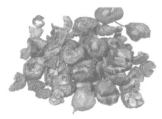

山楂

【方三】山楂荷葉茶：山楂能活血化瘀，荷葉能擴張血管，可將其製成茶：每日取山楂 30 克，荷葉 12 克，加水 500CC，小火煎煮 15 ～ 20 分鐘，去渣取汁當茶飲。

本方對高血壓、動脈硬化和冠心病患者都非常有益。

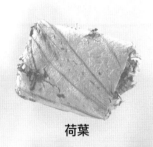

荷葉

山楂荷葉茶

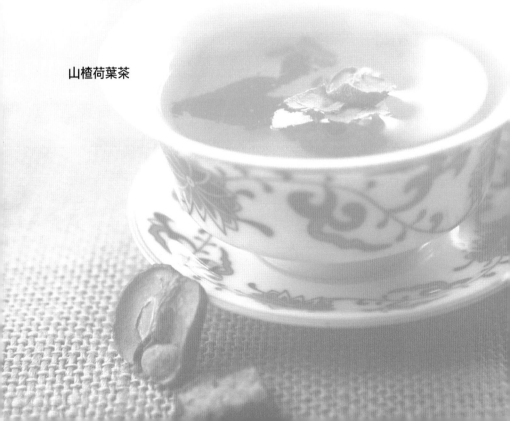

8. 中風及後遺症：橘樹皮浸米酒

❦ 特效小偏方 ❦

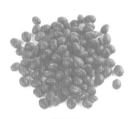

黑豆

【方一】中風麻痺，半身不遂取雞屎白和黑豆各半混合，炒黃，加入其 2 倍的燒酒煎至一半，絞取汁，1 次服 1 杯。第一次服後發汗為好。長期服用，定能有效。

【方二】中風引起的全身或局部麻痺取槐樹枝細切，水煎取汁，沖酒服，有大效。1 次 1 茶杯，空腹服，酒量小者可少服。長期服用，定能見效。

【方三】中風全身僵硬取細切橘樹皮 180 克，於米酒 3600CC 浸 1 夜，隨時溫服。1 次不見效，服多次，獲效。

9.血栓閉塞性脈管炎：
紅花、酒精浸泡蘸藥塗患處

❦ 特效小偏方 ❦

【方一】土蜂房適量。煆研細末，以醋調擦。同時用薏米90克，茯苓60克，桂心3克，白朮30克，車前子15克，水煎服，連服10劑。用土蜂房一個燒灰研細，加香油一杯調勻，用雞翎毛蘸塗。治腳趾生瘡，逐節脫落。

【方二】紅花100克，75％乙醇（酒精）500CC。共置於密封玻璃容器內浸泡7天以上。用時以棉花棒蘸藥塗患處，每日3次。治療28例，均痊癒。一般2～5日見效。

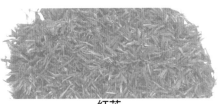

紅花

【方三】玄參90克，當歸60克，金錢花90克，甘草30克。以4大碗水煎至1碗，傾出藥汁留渣，再用1大碗水煎至半碗後，和前1碗混合，分2次服，早、晚各服1次。

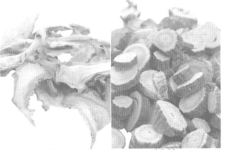

當歸　　　　甘草

10. 靜脈曲張：五加皮、細辛足浴方

❧ 特效小偏方 ❧

【方一】有人患左下肢靜脈曲張，走路或站立時間稍長患處常感痠脹疼痛，隱隱發熱。後用本方治癒：在盆內放 5 克左右食鹽，加半保溫瓶開水溶解，等水溫合適，浸泡雙腳，並用毛巾蘸水熱敷患處，不斷往盆內添加開水以保持水溫，熱敷時間一般 20 分鐘。該患者持續熱敷一年多，病情逐漸減輕最終消除。

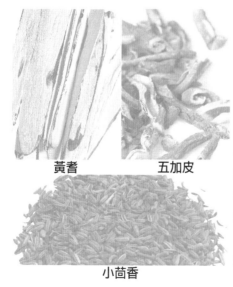

黃耆

五加皮

小茴香

【方二】五加皮、細辛足浴方：五加皮 30 克，絡石藤、雞血藤各 50 克，伸筋草 20 克，細辛 10 克。將上藥同放入鍋中，加水適量，煎煮 30 分鐘，去渣取汁，倒入泡足桶，先薰蒸，後泡足 30 分鐘。每晚 1 次，20 天為 1 個療程。

【方三】黃耆桃仁小茴燉墨魚：黃耆 2 0 克，桃仁 10 克，

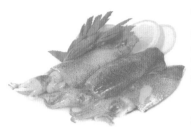

墨魚

小茴香 6 克，墨魚 1 條。將墨魚洗淨、切塊，用紗布將黃耆、桃仁、小茴香包裹成藥包，與墨魚一同放入沙鍋中，加水燉湯，約 1 小時後，即可調味飲湯食墨魚。

11. 貧血：紅棗、荔枝乾水煎服用

❧ 特效小偏方 ❧

【方一】紅棗 10 克，茶葉 5 克，白糖 10 克。將茶葉用沸水沖泡，取茶汁。再將紅棗洗淨，加白糖和水，共煮至棗爛，倒入茶汁，混勻。代茶飲服。

【方二】母雞 1 隻（約1500 克），黃耆 15 克，白米 100 克。將母雞剖洗乾淨，濃煎雞汁，再將黃耆煎汁，與淘洗乾淨的白米一同入鍋煮粥。每日早晚趁熱服用。感冒發熱，外邪未盡者不宜服用。

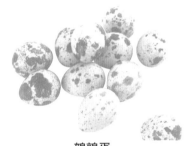

鵪鶉蛋

【方三】靈芝 60 克，紅棗12 枚，鵪鶉蛋 12 顆。將靈芝洗淨，切碎成小塊。紅棗去核後洗淨。鵪鶉蛋煮熟後去殼。再將全部用料放入鍋中，加適量水，先用大火煮沸，改用小火

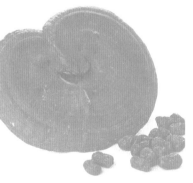

靈芝與紅棗

煮至靈芝出味，加白糖調味，再稍煮即成。經常食用。

【方四】黑木耳 30 克，紅棗 20 枚。將黑木耳洗淨，紅棗去核，加水適量，煮 30 分鐘左右。每日早、晚餐後各 1 次。

【方五】紅棗、荔枝乾各 7 枚，水煎服用，每天 1 劑，分 2 次服用。

【方六】紅棗 10 枚，魚鰾、當歸各 10 克，水煎服用，每天 2 次。

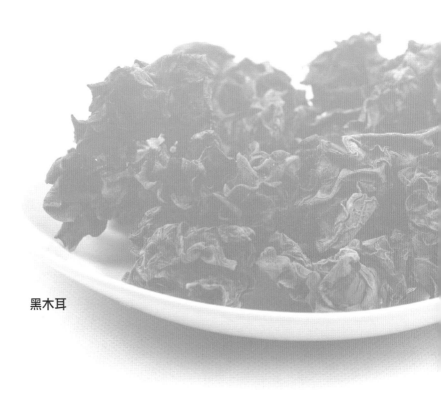

黑木耳

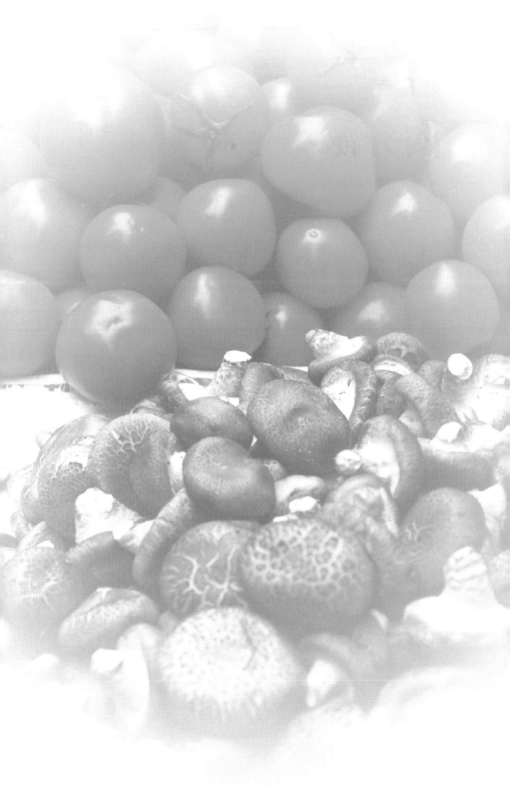

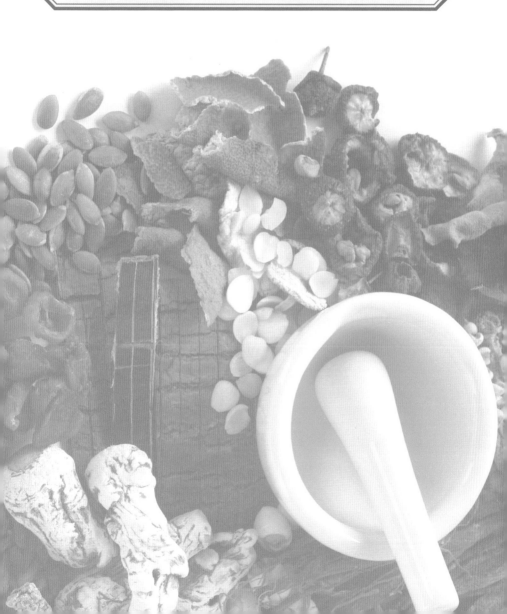

第五章

內分泌及代謝疑難病

1. 糖尿病：玉米鬚茶

❦ 特效小偏方 ❧

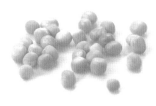

豌豆

【方一】將綠豆或豌豆等 250 克煮八分熟，再加入 1250 克玉米粉或蕎麥粉和兩杯半生水，做成 30 個饅頭，蒸 20 分鐘。每日分 5 次，共食 4 ～ 5 個。對控制血糖有效。

【方二】綠豆 120 克加水煮爛後食用，對中消型的糖尿病患者有所助益，以前認為這是針對中消型的患者而開的藥方，而事實上，綠豆對尿量正常的患者，也能發揮解胃熱的功能，達到真正的治療效果。

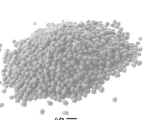

綠豆

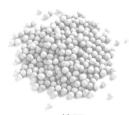

黃豆

【方三】黑豆 7 粒，黃豆 7 粒，花生米 7 粒，紅棗 7 枚，核桃 1 個，雞蛋 2 顆。像蒸雞蛋羹一樣蒸 20 分鐘，不放油鹽，早上作為一頓早餐吃。吃了兩個多月，血糖、尿糖下降，腿也不軟了，

走路有力，腰亦不痛。

【**方四**】蘿蔔粥：將半斤新鮮白蘿蔔洗淨切碎，與 100 克粳米煮成粥，每天早晚溫服。

【**方五**】玉米鬚茶：將 100 克玉米鬚泡茶，頻飲。

【**方六**】木耳、白扁豆各 60 克，研末後服用，每次 9 克，每天 2～3 次。

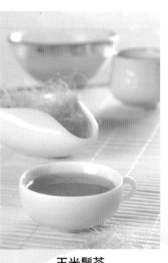

玉米鬚茶

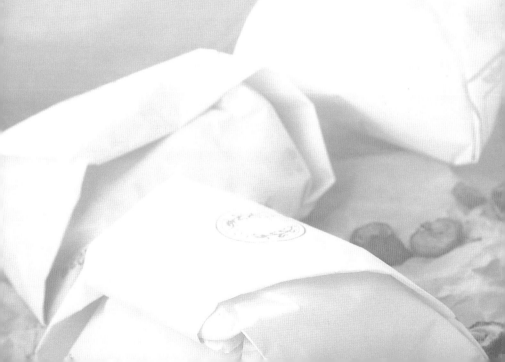

2. 肥胖症：荷葉水煎代茶飲

✦ 特效小偏方 ✦

【方一】山楂乾 50 克，嫩黃瓜 5 條，蜂
蜜、白糖各適量。山楂乾洗淨用紗布包
好，加清水 200CC 熬取濃汁 80CC；黃瓜
削去兩頭，洗淨切條，開水燙一下；山
楂液與白糖熬化，加蜂蜜收汁，倒入黃
瓜條拌勻。可單食或佐餐，可常食。

【方二】白蘿蔔 200 克，海帶 100 克。將
海帶洗淨，用溫水浸泡數小時，然後連
水一起放入砂鍋中，先用大火煮沸，再
將切成片的蘿蔔放入，用小火燉至熟爛，
每日清晨空腹食用。

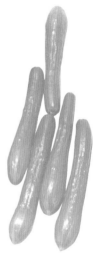

黃瓜

【方三】將豆腐、豌豆苗各 500 克，鹽、醋、蒜末各少許。
將水煮沸後，把豆腐切塊下鍋，亦可先用菜油煎豆腐一
面至黃，再加水煮沸後，下
豆苗，燙熟即起鍋（切勿久
煮），撈出後，加入蒜末、
鹽、醋拌勻，即可搭配主食
食用。每天食用一次，可通
便降脂、減肥輕身。特別適

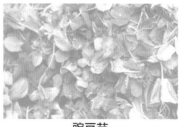

豌豆苗

合中老年代謝功能降低，加之生活安逸，好坐好靜，氣血運行緩慢，脾胃消化減弱，水穀精微失於輸化為膏脂和水濕積於肌膚，導致肥胖者。

【**方四**】新鮮荷葉 50 ～ 100 克，或乾品 25 克，水煎後代茶飲用。

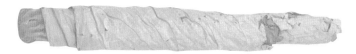

乾荷葉

3.月經不調：月季花湯

❧ 特效小偏方 ❧

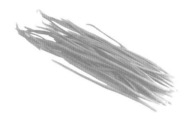

韭菜

【方一】月經提前：取韭菜100克切段，羊肝150克切片，一起放入鐵鍋裡急炒，加調料佐餐，在經前連服1週即可。

【方二】月經提前：取黑豆30克，黃耆15克，黨參、蓮子各10克，加水適量，煎20分鐘，再加紅糖30克調服，經前每天一劑，連服5～7天。

【方三】月經推後：取帶核鮮山楂1000克，洗淨後加入適量水，小火熬煮至山楂爛熟，加入紅糖250克，再熬煮10分鐘，等其成為稀糊狀即可。經前3～5天開始服用，每日早晚各食山楂泥30克，直至經後3天停止服用，此為一個療程，連服3個療程即可見效。

【方四】月經推後：雞血藤30克、阿膠（烊化）12克、澤蘭10克，

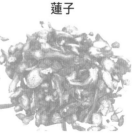

蓮子

黨參

水煎服，每日 1 劑。

【方四】益母草端午日或小暑
日收採。上藥不限多少，連根、
莖、葉洗淨，用大石臼石杵搗
爛，以布濾取濃汁，入砂鍋
內，大火熬成膏，如黑砂糖色
為準，入瓷罐收貯。每服 15 ～
25CC，與酒調下。活血調經。
治婦女月經不調，產後血瘀腹
痛；亦治跌打損傷，瘀血積滯，
天陰作痛。

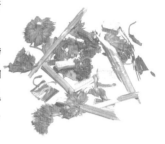

益母草

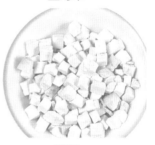

伏苓

【方五】大香附子（擦去毛）
500 克。將上藥分作 4 份，分別
以 120 克醇酒浸，120 克釀醋浸，
120 克鹽水浸。春 3、秋 5、夏 1、
冬 7 日。淘洗淨，曬乾搗爛，微焙為末，醋調麵糊丸成梧
桐子大小。每次酒下 17 丸。瘦人加澤蘭、茯苓末各 60 克，
氣虛加四君子料，血虛加四物料。

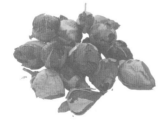

月季花

【方六】月季花湯：原料：
月季花 5 朵，黃酒 10 克，冰
糖適量。將月季花洗淨加水
150CC，小火煎至 100CC，
去渣取汁，加冰糖及黃酒適

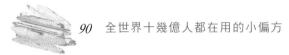

量。活血、調理月經。

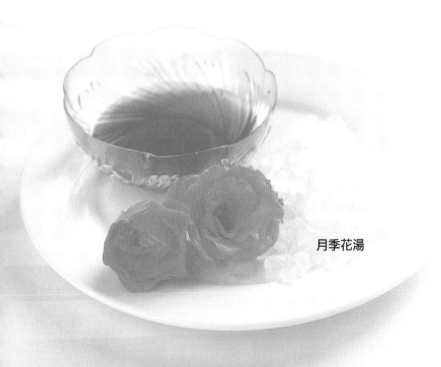

月季花湯

4. 經前期緊張綜合症：
小麥、紅棗、玉竹煮粥

❧ 特效小偏方 ❧

【方一】沙參、麥冬、枸杞各9克，雞蛋1顆。共同煎湯，棄藥渣，吃蛋飲湯。月經前開始服，每天1劑，連服4～5劑。治療月經來潮前胸脇、乳房、小腹隱痛，四肢無力，頭暈，口乾等症。

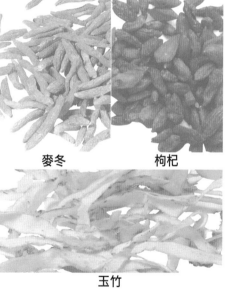

麥冬　　枸杞

玉竹

【方二】小麥50克，紅棗10枚，玉竹9克，白米60克。共同煮粥吃。月經前開始服，每天1劑，連服5～7劑。治療月經前性格改變明顯，沉默少言，善悲易哭，或煩躁易怒，失眠多夢。

5. 經前頭痛：紫菜蛋花湯

❦ 特效小偏方 ❦

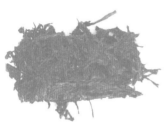

紫菜

【方一】紫菜蛋花湯：雞蛋1枚，紫菜15克，低鈉鹽適量，雞精少許，香油2滴，香蔥少許。雞蛋打入碗中，攪勻備用；鍋內倒水燒開，放入紫菜稍煮片刻；最後倒入蛋液，待蛋花漂起，加鹽，淋香油即可。

本偏方的關鍵在於紫菜，紫菜裡含有大量的鎂元素，對偏頭痛有預防作用。經期多吃這種食物，能減少頭痛的發作。

【方二】菊花槐花茶：菊花、槐花各5克。將兩花洗淨後，同放入杯中，用沸水沖泡，加蓋燜10分鐘即成。可代茶頻飲，可沖泡3～5次。

【方三】夏枯草菊花茶：夏枯草、菊花各10克，白糖適量，將上述藥材一同放入茶壺中，沖入沸水，浸泡約15分鐘，即可濾出，頻頻飲之，代茶飲。

槐花

【方四】紫菜粥：米 100 克，紫菜 15 克，豬肉 50 克，鹽、胡椒粉、香油、蔥各適量。紫菜洗淨，切小塊備用；豬肉洗淨切末；米洗淨，放入鍋中加水，上火煮成粥；將肉末、紫菜、鹽、蔥一起放入粥中稍煮片刻；撒上胡椒粉，淋香油即可。

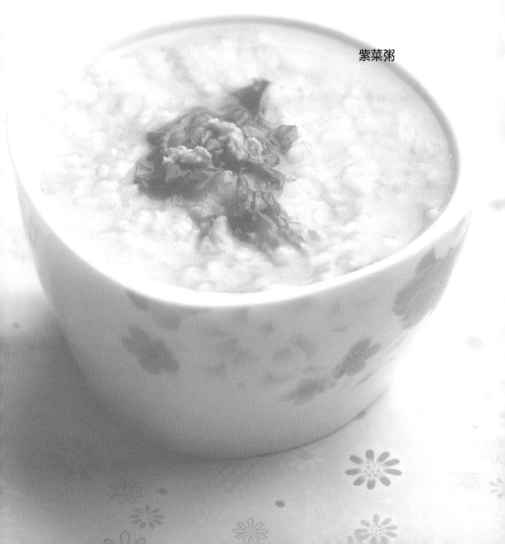

紫菜粥

6. 經前乳房脹痛：玫瑰花茶

☙ 特效小偏方 ❧

【方一】將麵粉 400 克和酵母 40 克，加水揉成麵團，再將揉好的麵團分成 2 份，分別製成厚度、面積適宜的麵餅，將其敷貼在乳房上，最後戴上胸罩（胸罩不宜太緊或太鬆），5～6 小時後可取下，連用 3～7 日，疼痛便可消失。在經前 5～7 前開始使用，可預防乳房脹痛的發生。

【方二】玫瑰花茶：取玫瑰花 6 枚，放入茶杯中，以沸水沖泡，加蓋燜約 5 分鐘，平日飲用即可。

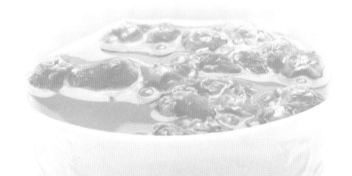

玫瑰花茶

7. 痛經：荔枝薑糖水

ᨠᨠᨠ 特效小偏方 ᨠᨠᨠ

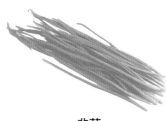

韭菜

【方一】韭菜月季花紅糖飲：新鮮韭菜 30 克、月季花 3 ～ 5 朵，紅糖 10 克，黃酒 10CC。將韭菜和月季花洗淨榨汁，加入紅糖，兌入黃酒充服。

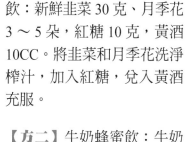

【方二】牛奶蜂蜜飲：牛奶 300CC、蜂蜜 1 匙。牛奶加熱後兌入蜂蜜，每晚睡前飲用。

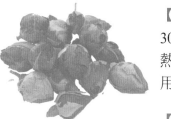

月季花

【方三】山楂葵子湯：山楂 50 克，葵花子仁 50 克，紅糖 100 克。將山楂洗淨，加入葵花子仁放入鍋內，加水適量，用小火燉煮，將成時，加入紅糖，再稍煮即成湯。

【方四】荔枝薑糖水：荔枝乾 10 枚、生薑 1 片、紅糖少許，煮成糖水喝，經期間常飲，也能趕走痛經。

【方五】白麵、紅糖、鮮薑各 9 克，放在一起搗碎調勻，

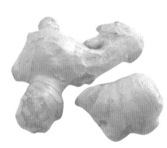

薑

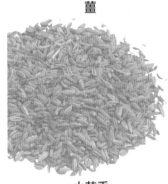

小茴香

將其揉成丸狀，用香油炸熟吃。經前 3 天服用，每日服 3 次，可服 3 ～ 5 天。輕者 1 個經期，重者 3 個經期即好。

【方六】小茴香 10 克，生薑 3 片。水煎後分 2 次服。在月經來潮前的 3 ～ 5 日開始服，每日 1 劑，連服 3 ～ 5 劑。可連用 3 ～ 5 個經期。經期忌食魚腥和生冷食品。

【方七】以紅糖 500 克，薑 9 克為一帖。薑洗淨切成碎末，與 500 克紅糖拌勻（不加水），放蒸鍋內蒸 20 分鐘。每月月經前 3 ～ 4 天開始服用，每天早晚各 1 勺，用溫開水沖服，連服 2 帖即見效。

【方八】益母草紅棗瘦肉湯：瘦肉 200 克，紅棗 6 枚，益母草 40 克，鹽適量。瘦肉洗淨、切塊，紅棗去核、洗淨，益母草用水洗淨。將益母草、紅棗、瘦肉塊放入砂鍋內煮滾後，再改用小火煮約 2 小

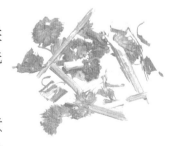

益母草

時至熟，加鹽調味即可。本方亦可改善月經不調。

益母草紅棗瘦肉湯

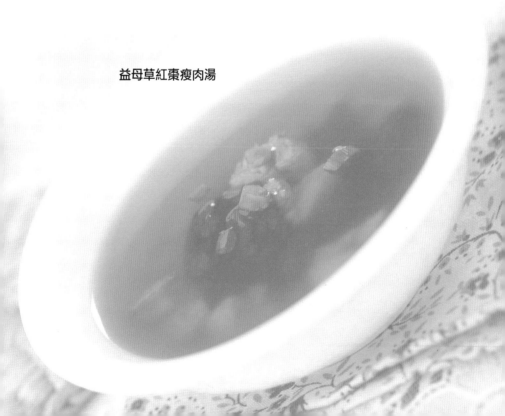

8. 更年期綜合症：麻婆豆腐

❧ 特效小偏方 ❧

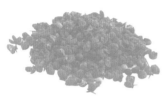

花椒

【方一】麻婆豆腐：取嫩豆腐塊４００克，肉湯１２０ CC，薑末、蒜泥、豆豉、豆瓣醬碎、辣椒、花椒、黃酒、精鹽、醬油各適量。豆腐塊汆水，鍋置中火上，將油燒至六成熱，放入牛肉末煸炒，加豆瓣醬炒香，放薑末、蒜泥炒出味，加豆豉炒勻；放辣椒，待炒出紅油時加入肉湯、黃酒、醬油、精鹽燒沸，再下豆腐，用小火燒至冒泡時加調味料，勾芡收汁；最後下青蒜苗，炒斷生即起鍋，撒上花椒即成。可清熱解毒，健脾益氣，滋補肝腎，生津潤燥。適用於更年期有食欲不佳、疲乏無力、心情煩躁等症狀者食用。

【方二】金針燴芹菜：金針花 100 克，芹菜 150 克，醬油 10CC，醋適量，精鹽少許，蔥、薑末各 10 克，水澱粉適量，油 50CC。金針花去硬根洗淨；芹菜去根及葉，切成斜刀段待用；炒鍋上火，注油燒熱，下蔥、薑末熗鍋，放芹菜、金針

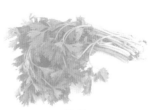

芹菜

花、醬油、醋、精鹽及少許清湯燜熟，下太白粉勾薄芡，燴炒幾下即可。適用於女性更年期肝經有熱、引發頭痛、眩暈者。

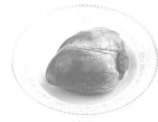

豬心

【方四】豬心1副，朱砂1克。將豬心洗淨，瀝乾血水，把朱砂放入豬心內，加水燉熟，吃豬心，飲湯。適用於心悸煩躁者。注意朱砂有毒，不可過量或久服。

豆腐乾

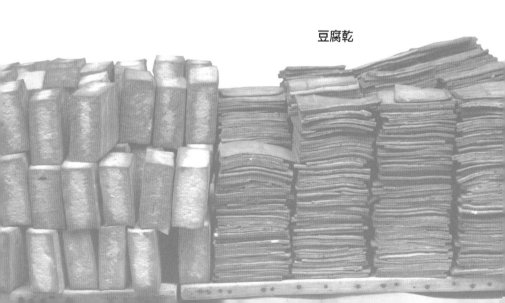

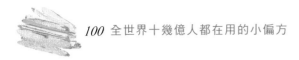

洗淨，一起裝入瓷罐內，隔水燉熟，每日分2～3次食完。
適用於月經淋漓不淨者。

9. 閉經：核桃仁白米粥

❧ 特效小偏方 ❧

【方一】黑豆 50 克，紅花 5 克，紅糖適量。將黑豆、紅花同加水適量燉湯，至黑豆熟透，放紅糖溶化即成。每日 2 次，食豆飲湯。

【方二】月季花 3 ～ 5 朵，黃酒 10CC，冰糖適量。將月季花洗淨，放入鍋中，加水 150CC，以小火煎至 100CC，去渣。加入冰糖及黃酒混勻即成。溫服，每日 1 次。

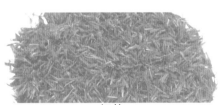

紅花

【方三】澤蘭 30 克，白米 50 克。先煎澤蘭，去渣取汁，入白米煮成粥。空腹食用，每日 2 次。

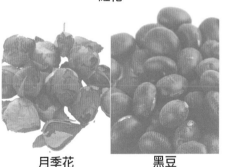

月季花　　　　黑豆

【方四】桃仁 15 克，白米 75 克。先把桃仁搗爛如泥，再加水研汁去渣，同白米煮為稀粥；空腹食，每日 2 次。桃

仁有小毒，用量不宜過大。孕婦及便溏病人不宜服用。

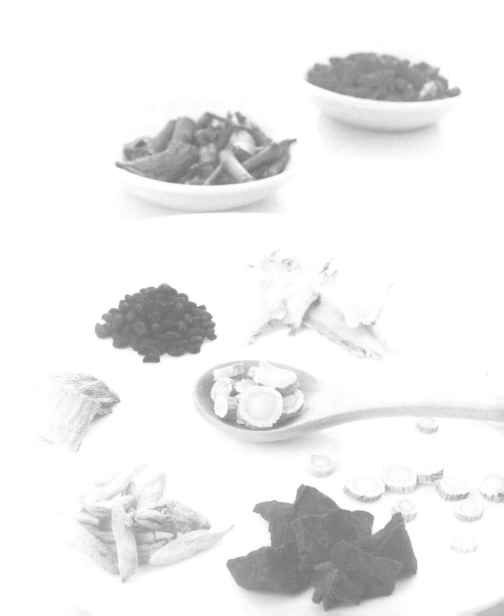

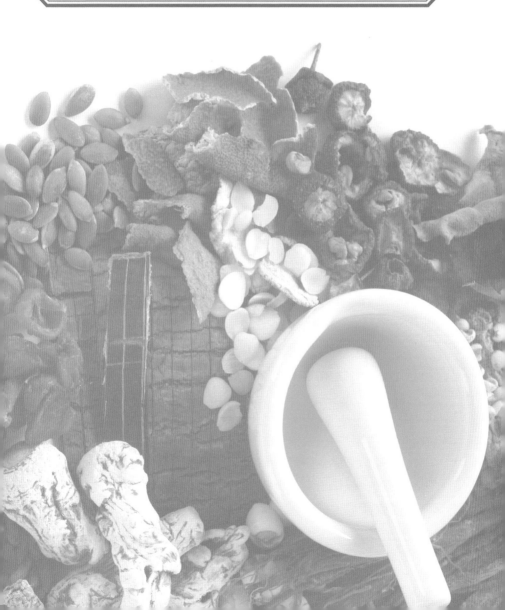

第六章

泌尿系統疑難病

1. 尿道結石：白果根、冰糖各水煎

❦ 特效小偏方 ❦

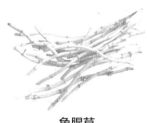

魚腥草

【方一】魚腥草、金錢草、車前草各 30 克，螻蛄 5 隻。用螻蛄放於新瓦上，覆以生鹽，用炭火煨至無煙為準，冷後取出，去鹽，研末，將前 3 味藥水煎送服。

【方二】白果根、冰糖各 120 克，水煎，每週 4 ～ 5 劑。併發尿道感染，尿常規檢查有膿細胞、蛋白時，加用八正散和白花蛇舌草，服至尿常規轉陰性。治療期間注意與飲水、運動相結合。

【方三】金錢草、穿破石各 50 克，滑石、牛膝、車前子、瞿麥各 15 克，黃柏 12 克，海金沙 9 克，甘草 6 克，水煎，每日 1 劑。

【方四】薺薴金錢草湯，取薺薴 90 克，金錢草、生大黃各 30 克。水煎成汁後，去渣，分成 3 份，

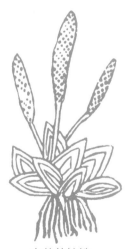

車前草植株

每日服 3 次。本方亦適用於腎結石。

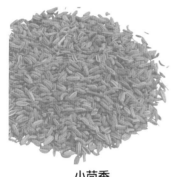

小茴香

【方四】小茴香烏藥茶：小茴香 12 ～ 15 克，烏藥、八月札、虎杖各 15 克，雞內金 12 ～ 18 克，金錢草 20 ～ 30 克，甘草 10 克。材料放入鍋中，加清水煎成 500CC，每日分 2 次趁溫服用。

2. 尿道感染：西瓜番茄汁

❧ 特效小偏方 ❧

【方一】綠豆 60 克，車前子 30 克。將綠豆洗淨，車前子用布包起紮好，同置鍋內，加水適量，煎至豆熟湯濃即可。飲湯，食豆。

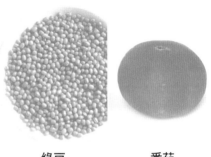

綠豆　　　　　番茄

【方二】蔥白 25 克洗淨，切成小段，牛奶 250CC，先以 50 克米加 500CC 水煮粥。煮好後倒入蔥白和牛奶，再煮沸片刻，加食鹽少許服食。

【方三】西瓜番茄汁：西瓜、番茄各適量。西瓜取瓤，去子，用紗布絞擠汁液。番茄先用沸水燙，剝去皮，去子，也用紗布絞擠汁液。二汁合併，代茶飲用。

【方四】綠豆芽汁：1 斤綠豆芽洗淨，打成汁，加入白糖調服，每天服用 3 次，連用 3 ～ 5 天。

3. 急性腎炎：益母草水煎

❦❦ 特效小偏方 ❦❦

【方一】益母草（乾品）18～24克，或鮮益母草24克，用大號砂罐盛，加水平藥面，濃煎成600～800CC。每日1劑，分3～4次服。兒童酌減。忌鹽及油膩辛燥飲食。

【方二】砂仁20克，萊菔子（微炒）500克。萊菔子研細末，以水煮2小時，過濾去渣，把砂仁浸於濾液中1夜，取出曬乾，再浸再曬，汁盡為準，曬乾研細末，每服6克，薑湯送下，1日2次。

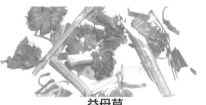

益母草

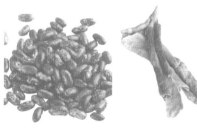

紅豆　　　　冬瓜皮

【方三】金銀花、連翹、冬瓜皮各12克，蟬蛻6克，玉米鬚、紅豆各20克，浮萍10克，白茅根30克，車前草15克，水煎，每日1劑。

4. 慢性腎炎：黑芝麻茯苓粥

❧ 特效小偏方 ❧

【方一】慢性腎炎，浮腫不退時，以大鯉魚 1 條，去腸雜，不去鱗，用大蒜瓣填入魚腹，以紙包好，用線縛定，外面用黃泥封裹，放於灰火中煮熟，除去紙泥食用，不加任何調味料，1 日吃完。小便利，腫自消。

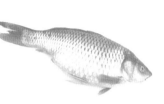

鯉魚

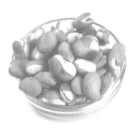

蠶豆

【方二】蠶豆 250 克，紅糖 150 克。將蠶豆用水泡發，剝去皮後放入鍋中，加適量水，煮爛後加入紅砂糖，攪拌均勻，壓攪成泥，待冷，以乾淨的塑膠瓶蓋或啤酒瓶蓋為模，將糕料壓成餅狀，擺在盤內。當點心食用，每日 1 ～ 3 次，連續服用。

【方三】向日葵脖 7 個，雞蛋 7 顆，紅糖 250 克。以上前 2 味加 800CC 水，用小火煮至蛋熟。首次吃 1 顆雞蛋，紅糖水為引，日服 1 次，2 ～ 4 天，吃 2 顆雞蛋，仍用紅糖水為引。忌鹽 100 天，禁忌房事 1 年。

【方四】黑芝麻茯苓粥：黑芝麻 6 克，茯苓 20 克，白米 60 克。茯苓切碎，放入鍋內煎湯；再放入黑芝麻、白米煮粥即成。每日 2 次，早晚餐食用，連服 15 天。適用於

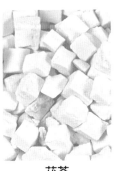

茯苓

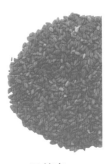

黑芝麻

慢性腎炎引起的精神萎靡患者。不過，喝粥不宜太燙，人的口腔、食道、胃黏膜最高只能忍受 60℃的溫度，超過這個溫度就會造成黏膜燙傷甚至消化道黏膜惡變。

5. 腎結石：檸檬汁

ᘓᘓ 特效小偏方 ᘓᘓ

【方一】檸檬汁：取新鮮檸檬
1 個，鹽少許。將檸檬用鹽水
浸泡 30 分鐘，洗淨外皮，切成
小塊，放入果蔬攪拌機中，榨
成汁，濾出，兌適量涼開水即
可飲用。

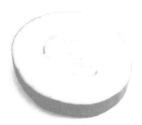

冬瓜

【方二】冬瓜燉鯉魚：鯉魚 1
條，黃豆 50 克，冬瓜 200 克，
蔥白適量。鯉魚刮鱗去內臟，
同黃豆、冬瓜共煮湯，調入蔥
末、食鹽少許食用。每天 1 劑，
半月為 1 療程。

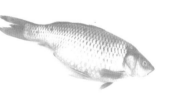

鯉魚

6. 老年尿頻：韭菜粥

❧ 特效小偏方 ❧

【方一】韭菜粥：取新鮮韭菜60克，洗乾淨切段。將米100克，加水煮成粥時，放入韭菜、熟油、精鹽同煮，熟後溫熱食用。每日2次，連食6天就好。

【方二】羊肚1個，洗淨後加水煮湯，加鹽調味後空腹食用，每日1次，服4～5日。

【方三】香菇、紅棗、冰糖各40克，共同蒸煮後，每日早晚服用，1週1個療程。

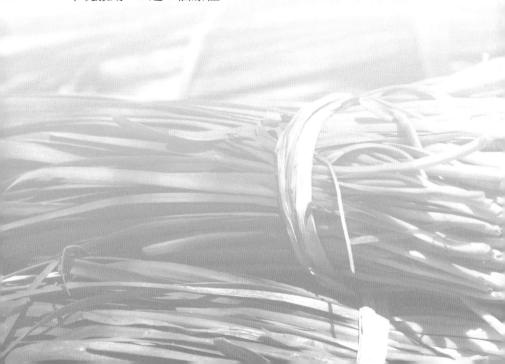

7. 前列腺肥大及增生：
三七、西洋參研末

❧ 特效小偏方 ❧

【方一】知母、黃柏、牛膝各 20 克，丹參 50 克，大黃 10 克，益母草 50 克。水煎服，每日 1 劑。適用於前列腺增生症，症見小便淋漓不暢，尿頻，口乾，便祕者。

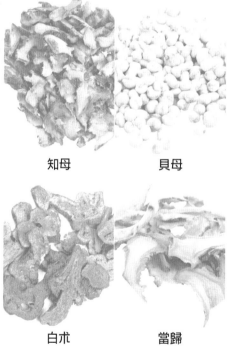

知母　　　　　貝母

【方二】黃耆 15 克，白朮、當歸、陳皮各 10 克，柴胡、升麻各 6 克。水煎服，日 1 劑。適用於小便失禁或夜間遺尿，伴精神倦怠，少氣懶言，證屬中氣下陷者。

白朮　　　　　當歸

【方三】貝母、苦參各 15 克，黨參 20 克。水煎服，每日 1 劑。適用於前列腺肥大，而見排尿困難或尿瀦留者。

【方四】三七洋參散：取三七、
西洋參各 15 克，分別研粉混勻。
每次用溫開水沖服 2 克，每日 1
次（病程較長，小便點滴而出者
每日 2 次），15 天為一個療程。
一般 2 ～ 3 個療程即可痊癒。

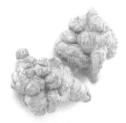

三七

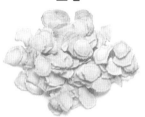

西洋參

8. 前列腺炎：綠豆、車前子水煎

∽∞ 特效小偏方 ∾∝

【方一】大黃 50 克，取生大黃放入砂燉內加水 400CC，煎至 200CC 左右，倒入瓷盆中熏洗會陰部，待藥液不燙手時，再用毛巾浸藥液擦洗會陰處。同時用手指在局部做順時針的按摩，早晚各 1 次，每次 30 分鐘。

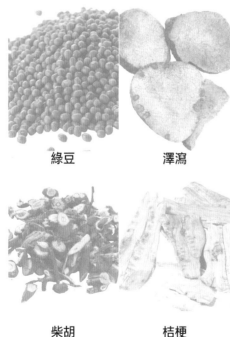

綠豆　　　　澤瀉

柴胡　　　　桔梗

【方二】有慢性前列腺炎患者多年治不好。後經人介紹一方，服後大有好轉。其方是：綠豆 31 克，車前子 15 克，用細紗布包好，放鍋中加 5 倍的水燒開，然後改用溫火煮到豆爛，再將車前子去掉，將豆吃下，1 次吃完，早晚各吃 1 次。

【方三】柴胡 8 克，升麻 6 克，桔梗 9 克，茯苓、豬苓、澤瀉、

車前子（包）、木通各10克，每日1劑，水煎，分2次溫服。

【**方四**】取向日葵盤（乾）3克，用涼水洗淨放入杯中，開水沏泡，隨喝隨沏，代茶飲用。飲此水當天見效，尿頻、尿急、尿不盡、尿痛症狀消失；3天後夜尿清澈不渾濁；連飲5天，就可治癒前列腺炎。之所以有此效果，是因為向日葵盤能啟動和增強機體的非特異性抗炎作用。

向日葵

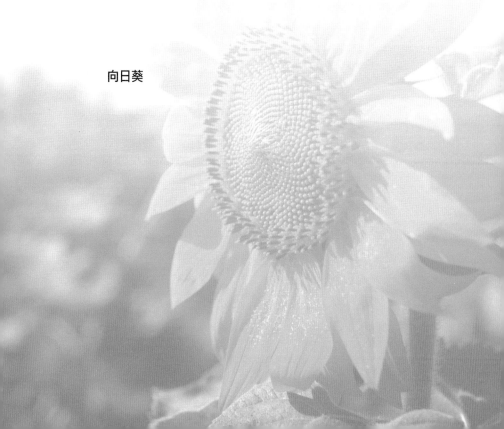

9. 陽痿：骨脂棗茶

∞ 特效小偏方 ∞

【方一】巴戟牛膝酒：巴戟天、懷牛膝各 150 克，米酒 1500CC。先將巴戟天、懷牛膝用清水洗淨，然後隔水蒸上 30 分鐘，取出風乾，再放入瓶內；注入米酒 1500CC，浸泡 7 日，即可取出飲用。此酒可壯陽補氣，適用於腎虛引起的陽痿、雙腳軟弱無力等症。

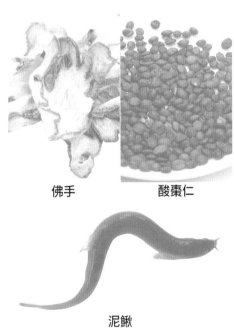

佛手　　　　酸棗仁

泥鰍

【方二】佛手梔子飲：佛手 50 克，梔子 30 克。先將佛手洗淨，切成片，梔子洗淨。同置鍋中，加清水 500CC，急火煮開 3 分鐘，改小火煮 30 分鐘，濾渣取汁，分次飲用。此品可疏肝解鬱，調暢氣機。適用於肝鬱不舒型陽痿。

【方三】泥鰍酸棗仁湯：泥鰍、酸棗

仁各 50 克。泥鰍活殺，去內臟，洗淨，切段；酸棗仁洗淨。同置鍋中，加清水 500CC，加薑、蔥、黃酒，大火煮沸 3 分鐘，去浮沫，改小火煮 15 分鐘，分次食用。補益心脾。適用於心脾兩虛型陽痿。

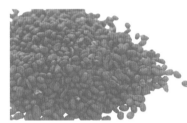

補骨脂

【**方四**】骨脂棗茶：補骨脂 15 克，肉豆蔻 5 克，紅棗 15 克，生薑 10 克。將以上藥材用水煎煮，每日當茶飲。適用脾虛陽痿者，可用骨脂棗茶來補脾壯陽。

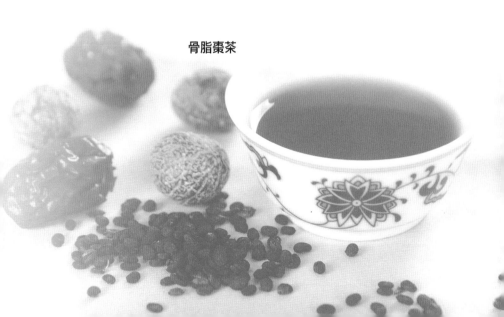

骨脂棗茶

10. 遺精：炒食鹽敷肚臍

⊱ 特效小偏方 ⊰

【方一】炒食鹽敷臍法：取食鹽 500 克（塊鹽最好），上火炒熱後，用布包裹，熱敷臍部。可治腎陽不足、腎氣虧虛等導致的遺精。需要注意的是，一旦發現局部發癢、發紅，起皮疹等現象，應立即停止使用此法。

【方二】白茯苓一味，搗爛研末，熔黃蠟為丸吞服。

【方三】蟲夏燉甲魚：冬蟲夏草 10 克，甲魚 1 隻，紅棗適量。將宰好的甲魚切成 3～4 塊，放入鍋內煮一下撈出，割開四肢，剝去皮、油洗淨。蟲草用溫水洗淨。紅棗開水泡漲。甲魚放在湯碗中，上放蟲草、紅棗，加料

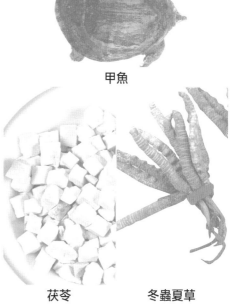

甲魚

茯苓　　　　冬蟲夏草

酒、鹽、蔥段、薑片、蒜瓣，
上蒸籠蒸，熟後食用。

【**方四**】肉蓯蓉紅茶：肉蓯
蓉 5 克，紅茶 3 克。用水煎
煮肉蓯蓉，用肉蓯蓉的煎煮
液泡茶，每日當茶飲。

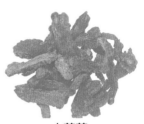

肉蓯蓉

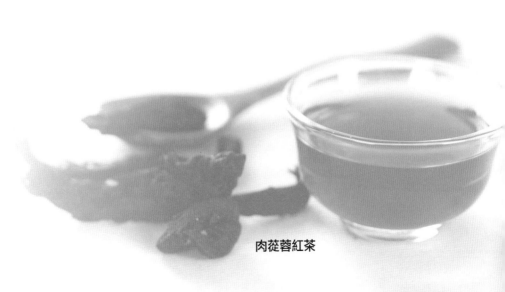

肉蓯蓉紅茶

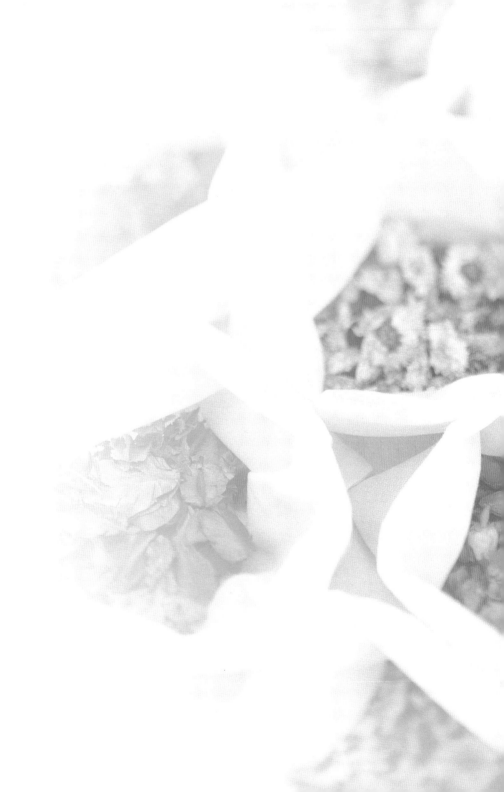

第七章

外科疑難病

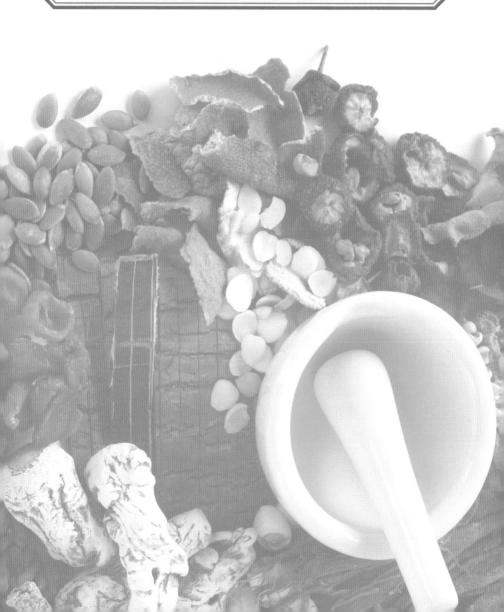

1. 肩周炎：抬起手臂用手摸牆，由低增高

❧ 特效小偏方 ❧

【方一】靠牆站立，用手按揉患側後肩部，抬起手臂，用手摸牆，由低逐漸增高。每次 20 下，每日 3 次。

【方二】取立位，先用手按揉患側肩部，使局部肌肉放鬆，然後甩動手臂，先前後，後左右，甩動的幅度由小到大（與身體呈 30 ～ 90 度角），速度由慢到快（每分鐘 30 ～ 80 次）。每次 1 ～ 3 分鐘，每日 3 次。

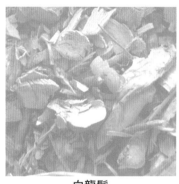

白龍鬚

【方三】白龍鬚、生烏草、透骨草各 100 克，濃度 75% 的酒精 1000CC，將三味藥以酒精浸泡 10 日後，濾去渣，以此藥液塗擦或外敷患處，每日 3 ～ 5 次，5 日為一個療程。

2. 類風濕性關節炎：
麻黃、牛蒡子、雌烏雞燉煮

❦ 特效小偏方 ❦

【方一】大麻仁 500 克，水中淘洗，選取其沉水者，曬乾，慢火炒至香熟，研極細，浸泡於適量黃酒中，酒須高於藥約 3 ～ 6 公分，然後加溫振搖，7 日後，再行過濾，去麻子殼渣，即成大麻仁酒，每次服 1 小杯，1 日 2 ～ 3 次，有酒量的人，可適量任飲，以微醉為準。

【方二】麻黃、牛蒡子各 12 克，雌烏雞 1 隻。去毛及內臟，洗淨，放入砂鍋或鋁鍋內，加水淹住雞為準。用紗布將麻黃、牛蒡子包裹，同時放入鍋內燉煮，可加少量食鹽調味，勿加別的調味品，以肉熟爛為準，取出麻

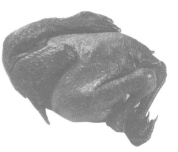

烏雞

黃、牛蒡子，食烏雞肉，喝湯各半碗約 500CC，早晚各服 1 次。

3. 風濕性關節炎：
曬乾桑根、乾艾葉水煎

∽∽ 特效小偏方 ∽∽

【方一】草烏、乳香、沒藥、白芥子、巴豆、威靈仙、黃耆、防風、秦艽、肉桂各等份，用食用油加樟丹煎製成膏。用前先用熱薑湯將患部擦洗發紅後，擦乾，將藥膏化開，貼於患處，每張貼 15 ～ 20 天。

【方二】桑椹子 500 克，浸在 1500 克高粱酒中，置於瓷罐或玻璃瓶內，加封。約 1 個月，即可取出飲服。除治風濕關節痛外，也能治療四肢麻木和局部性疼痛。老年人可加木瓜、五加皮同浸，效力更好。

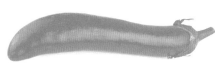

茄子

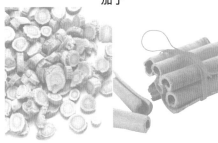

黃耆　　　　肉桂

【方三】取鮮生薑、鮮蔥白，按 1：3 的比例配用，混合搗爛如泥，敷在患處，每48 小時更換一次。

【方四】茄子根酒：茄子根 90 克，白酒500CC，將茄子根浸白酒中，密封 7 天後

即可飲用。每次 25CC，1 日 2 次。益氣通絡，疏風散寒，
去痛消腫，緩解風濕性關節炎。

【方五】石菖蒲酒：石菖蒲 200 克，白酒 1000CC。將石
菖蒲裝入布袋，至於容器中，加入 60 度左右的白酒密封，
半月後啟用。每天早、晚飲用 2 ～ 3 小杯，1000CC 藥酒
可飲 1 個月。溫暖腰膝，去痛消腫，祛風散寒，疏通經絡，
緩解風濕性關節炎。

【方六】曬乾桑根、乾艾葉各
10 ～ 15 克（或鮮品桑枝 40 克，
艾草 50 ～ 70 克）以 500CC 的
水煎至剩 300CC 為止，分為 3
等份，每餐後服 1 次。持續服用，
1 個月就會減輕痛楚。

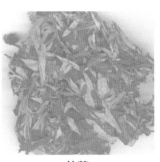

艾葉

4. 頸椎病、頸椎疼痛：食鹽熱敷法

特效小偏方

【方一】患者取正坐位，醫者站在患者身後用雙手拇指指腹交替在頸部兩側從上到下做迴旋的揉捻，其用力要均勻深入，以患者能夠接受為宜。不要在皮膚上來回搓動，要使揉捻之力達到肌肉深部。在操作時，速度不要太快，在壓痛點部位可作為重點揉捻區，可持續 3～5 分鐘。

【方二】下面是兩種古代流傳的頸椎病自我保健方法：

鳳點頭：閉上眼睛，身體不動，用頭在空中書寫繁體「鳳」字，7～8 遍。因鳳字繁體筆劃複雜，可使頸椎各環節都得到活動。

鶴吸水：身體不動，下頦抬起，抖動前伸，同樣 7～8 遍，自感有頸椎關節鬆動響聲。

【方三】每晚取米醋 300CC～500CC，準備一塊棉紗布（或純棉毛巾）浸入米醋中，然後平敷在頸部肌肉疼痛處，上面用一個 70℃～80℃ 的熱水袋熱敷，保持局部溫熱 20～30 分鐘。熱水的溫度以局部皮膚感覺不燙為度，必要時可及時更換熱水袋中的熱水。熱敷的同時，也可以配合活動頸部。一般治療 1～2 次，疼痛即可緩解。

【方四】食鹽熱敷法：縫個布袋，裝一、二斤粗鹽，使用前先放在微波爐裡加熱，然後輕輕敷在頸肩部疼痛部位，再用吹風機吹，約5分鐘，即可緩解。

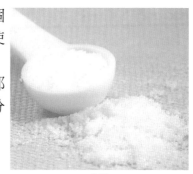

食鹽

【方五】葛根 25 ～ 40 克，生薑、紅棗各 6 克，每日 1 劑，水煎服，20 天為一個療程。

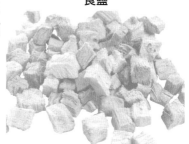

葛根

5. 腰肌勞損：韭菜冰糖飲

❦ 特效小偏方 ❦

【方一】急性子40
克，澤蘭20克，伸
筋草、透骨草各15
克，白芷、大黃、
五加皮、蘇木各10
克。將諸藥裝入白布
袋內，放鋁盆內加熱
水15CC，然後邊加
熱置於有孔床下。患
者脫去衣服仰臥在有
孔床上，腰背對準孔
處，用被蓋好，蒸熏
15～30分鐘。每日
治療1次，7日為1
療程。一般2～3個
療程可見效。

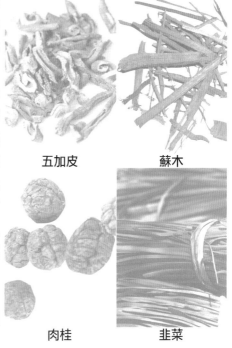

五加皮　　　蘇木

肉桂　　　韭菜

【方二】土鱉蟲3隻，上等肉桂2～3克。土鱉蟲焙黃以
酥為準，研末。肉桂研末。2味藥混合為1次量，用白開
水（黃酒更佳）吞服，每晚1次，連服7～15日。治腰

肌損痛。

【**方三**】韭菜冰糖飲，韭菜根、冰糖各 30 克，水煮頓服。

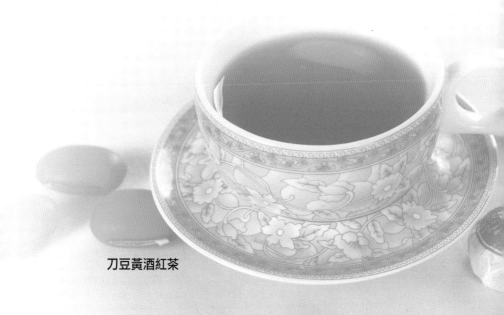

刀豆黃酒紅茶

6. 老年骨質疏鬆症：桑葚牛骨湯

❀ 特效小偏方 ❀

【方一】紅棗 50 克，
花生米 100 克，紅砂
糖 50 克。將紅棗用溫
開水泡發，花生米入
開水鍋中略煮一下，
放冷，剝下紅皮。將
泡發的紅棗和花生米
皮衣同放在煮花生米

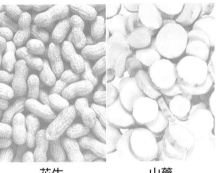

花生　　　　　山藥

的水中，再加適量冷水，用小火煮半小時左右，撈出花生
米皮，加紅糖，待糖溶化後即成。代茶溫飲，每日 1 劑。

【方二】魚翅、淮山藥各 30 克，蜜棗 3 枚，小火燉湯，
每週 2 ～ 3 劑。未燉魚翅之前應將魚翅泡 3 ～ 4 小時，如
有雞湯加入則效果更佳（待雞湯煮沸後加入魚翅）。

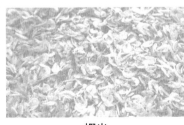

蝦米

【方三】蝦米 50 克，嫩豆
腐 200 克，蝦米洗淨後泡
發，嫩豆腐切成小塊，將蔥
花、薑末、料酒，油鍋內煸
香，加水燒湯，湯沸後，加
入蝦米和嫩豆腐，熬煮至湯

濃，加少許雞精調味即成。蝦皮、豆腐都富含鈣質，而且較容易被腸胃吸收，做成湯後，更適合中老年人食用。

【方四】桑葚牛骨湯：桑葚
25 克，牛骨 250 ～ 500 克。
將桑葚洗淨，加酒、糖少許
蒸制。另將牛骨置於鍋中，
水煮，開鍋後撇去浮沫，加
薑、蔥再煮。見牛骨發白時，
表明牛骨的鈣、磷、骨膠等

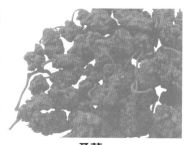

桑葚

已溶解到湯中，隨即撈出牛骨，加入已蒸製的桑葚，開鍋後再去浮沫，調味後即可飲用。

7. 腰椎間盤突出症：兩腳呈八字形，面壁，手臂伸開，用掌貼壁，慢慢往下蹲

⊰ 特效小偏方 ⊱

【方一】兩腳分開約同肩寬，腳尖向外呈八字形，面向牆壁並使前身貼近牆壁，兩手臂伸開，用掌貼壁，慢慢往下蹲。注意下蹲時兩腳不要隨意移動，兩膝部逐漸向外分開，身體仍然貼著牆壁，蹲下後再慢慢站立起來，如此循環往復下蹲。在下蹲、站立過程中，胸、臉、膝、腳尖盡可能貼近牆壁。長期持續鍛鍊見效。曾有患者出現輕度的腰椎間盤突出，腰部也時常隱隱作痛。後按上述方法面壁下蹲鍛鍊，症狀漸漸消失。

【方二】伸筋草、透骨草、路路通、當歸各 20 克，紅花、乳香、沒藥各 10 克，獨活、白芷各 15 克。將上藥研為粗粉，加適量米酒，以將上藥浸潮潤為準（約 63

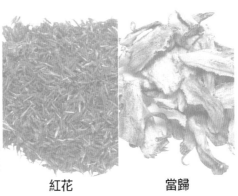

紅花　　　　　　當歸

克），縫入方形紗布袋內，上鍋蒸 40 分鐘，取出後熱敷於腰椎患處。為防藥冷，溫度降低時可在藥上加蓋暖水袋

以保持溫度穩定，時間長久則效果更佳。

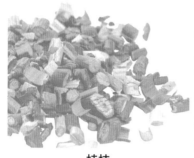

桂枝

【方三】木瓜、川芎、牛膝、威靈仙、五加皮各9克，烏藥、桂枝各15克，三椏苦、豹皮樟、過江龍、半楓荷、山大顏、絡石藤各30克，加水煎沸，利用蒸氣薰蒸腰部。每次20分鐘左右，每日1次。

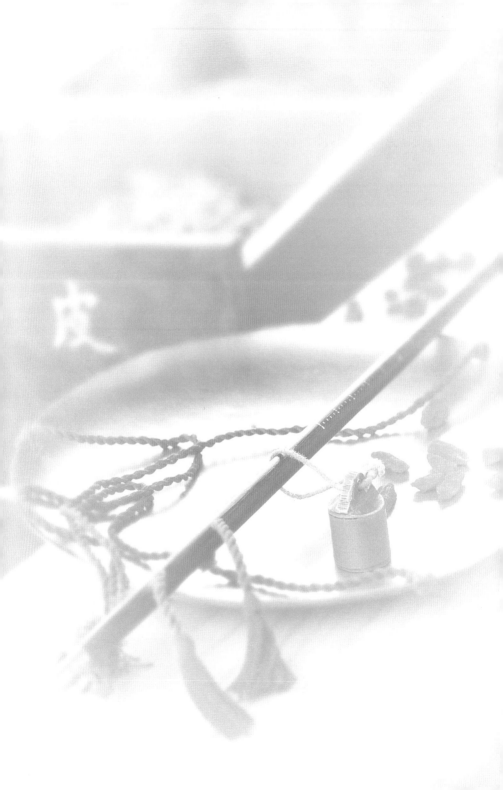

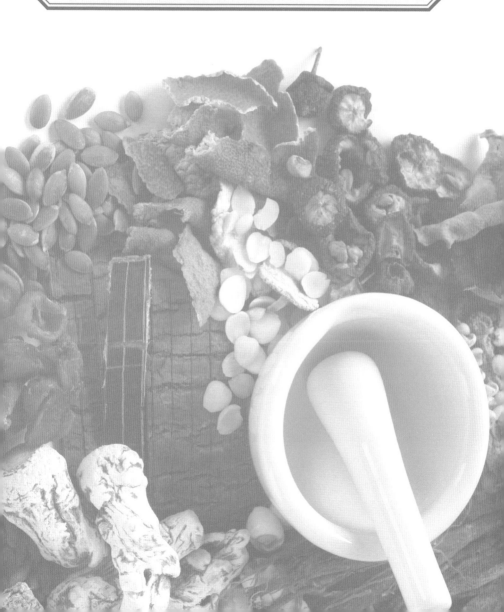

第八章

婦科疑難病

1. 急性乳炎：薏仁紅豆湯

∽⊱ 特效小偏方 ⊰∽

【方一】鮮仙人掌 60～100 克，白礬 5～10 克，將仙人掌用火炭烙去毛刺，搗碎，與白礬細末混勻，加入適量清水調呈泥狀，敷貼患處，用紗布包好固定。1 日更換 1 次。

【方二】乳香、沒藥、大黃、蜂房各 10 克，蜂蜜適量，將前 4 味藥混合研細末，再加蜂蜜調成膏狀，敷蓋於乳房結塊處，用布覆蓋，膠布固定，每天換藥 1 次。

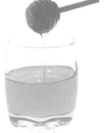

蜂蜜

【方三】用剛採摘的新鮮葡萄葉，搗碎成泥狀，外敷到患處。

【方四】把花椒葉曬乾後，研成粉末，調成濃茶，外敷到乳房周圍。

薏仁

【方五】將蜂房 10 克、蒲公英 50 克、地丁 20 克一同用水煎熟，服用。

【方六】薏仁紅豆湯：薏仁、紅豆各 30 克。薏仁、紅豆分別洗

淨，置鍋中，加清水 500CC，大火煮沸 5 分鐘，改小火煮
30 分鐘，分次食用。利濕清熱，通乳。適用於急性乳炎
屬乳汁淤積型，見乳汁排泌不暢者。

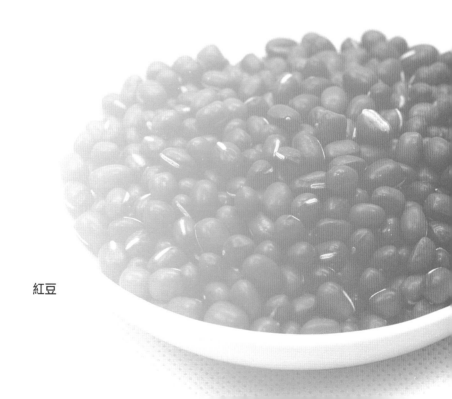

紅豆

2. 產後缺乳：花生燉豬蹄

❀ 特效小偏方 ❀

【方一】兔耳 1 對，黃酒適量。將兔耳置瓦上焙黃，研為細末。每次 9 克，黃酒送服，1 日 1 ～ 2 次。甚效。

【方二】生黃耆 30 克，當歸 15 克，白芷 3 克，通草 6 克，好紅花 0.9 ～ 1.5 克。用豬蹄 1 對煮湯，吹去浮油。煎藥 1 大碗。飲之，以被覆面而睡即有乳。

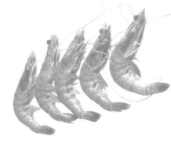

蝦

【方三】鮮蝦 500 克，去皮鬚足，用肉，不限多少，用乾淨的瓷器搗爛。陳酒熱服，盡量飲之，少時有乳再用豬蹄湯飲之。日飲幾次，乳如湧泉，屢試如神。蝦只用 1 次，豬蹄湯可以長服。

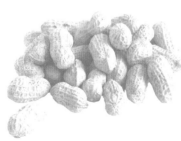

花生

【方四】花生燉豬蹄：豬蹄 2 個，花生米 200 克。將豬蹄去毛，洗淨，深劃深切，放入鍋中，加花生米或鹽，注入適量的水，大火煮沸，改用小火燉到熟爛，骨能脫

掉時即可。分頓連續吃肉喝湯。

【**方五**】鯽魚花生湯：鯽魚1條，花生米100克，煮湯飲用。

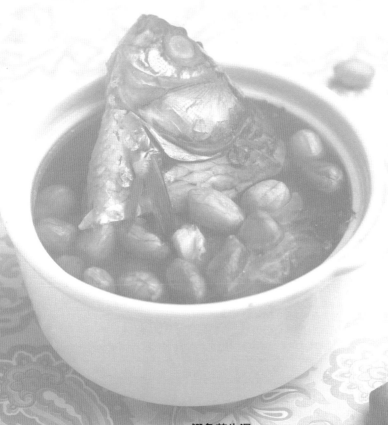

鯽魚花生湯

3. 妊娠嘔吐：生薑烏梅湯

❧ 特效小偏方 ❧

【方一】芫荽（香菜）250 克，紫蘇葉、藿香各 10 克，砂仁 6 克，加水煮湯，在屋內薰蒸，每日 1 ～ 2 次。

【方二】按壓內關穴（位於手臂內側，腕上 2 寸，兩筋之間）及足三里穴（位於外膝眼直下 3 寸，脛骨外緣 1 橫指處）。每次 3 ～ 5 分鐘，每日 2 次，連用 7 日。

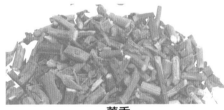

藿香

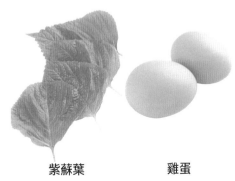

紫蘇葉　　　雞蛋

【方三】艾葉 250 克，蒼朮 30 克，揉碎，用細麻紙捲緊成條狀，點燃後灸中脘穴（位於臍上 4 寸處）、內關穴、足三里穴，灸至局部皮膚潮紅發熱為準。艾卷應離皮膚 1 寸左右，注意不要灼傷。

【方四】薑絲雞蛋湯：雞蛋 2 顆，鮮

薑絲適量。鍋內放 1 湯匙菜油，放下薑絲炒香鏟起，然後燒熱鍋再下 1 湯匙菜油，敲雞蛋下鍋，慢火煎至半凝固時，放下半份薑絲，撒下少許鹽，折成半月形，煎至兩面黃色鏟起，就可以食用了。雞蛋能滋陰、潤燥、養血，所以這個偏方具有祛風暖胃的功效，食後可達進補目的。

【方五】生薑烏梅湯：生薑、烏梅肉各 10 克，紅糖適量。將烏梅肉、生薑、紅糖加水 200CC 煎湯。每次服 100CC，每日 2 次。烏梅性溫味酸，有斂肺止咳、生津止渴、澀腸止瀉等作用。這個偏方具有和胃止嘔、生津止渴的功效，適用於肝胃不和引起的妊娠嘔吐。

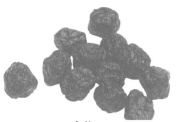

烏梅

4. 外陰瘙癢:
生薑、乾艾葉打碎,水煎薰洗陰部

❦❧ 特效小偏方 ❦❧

【方一】蒲公英 20 克,山藥、旱蓮草各 15 克,熟地、萸肉、澤瀉各 12 克,水煎 2 次,早晚分服。每日 1 劑。陰虛火旺者,熟地改為生地,尿頻尿痛者加鹿銜草 15 克;帶下穢臭者,加龍膽草 6 克、粉萆薢 12 克,因瘙癢影響睡眠者加酸棗仁 10 克、夜交藤 10 克;滴蟲性陰道炎加百部

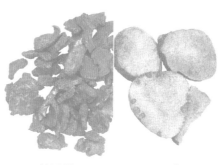

熟地黃　　　　澤瀉

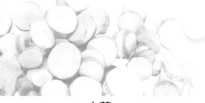

山藥

10 克、苦參 10 克;真菌性陰道炎加黃芩 10 克、虎杖 30 克。

【方二】取苦參 30 克,蛇床子 20 克,狼毒 10 克,雄黃 10 克,龍膽草 15 克。上藥打碎紗布包,加半盆水煎煮半小時,去渣取汁,趁熱先熏後洗,約 20 分鐘,每晚臨睡前熏洗 1 次。初起者 2 ~ 7 次,即可獲效,病程長者 7 ~

15 次見效。治療期間，暫停房事，忌辛辣刺激性食物。

【**方三**】連根蔥白 50 克、花椒 50 粒，加水 500CC 燒開，薰洗陰部。

【**方四**】生薑 120 克、乾艾葉 90 克，生薑洗淨後連皮打碎，與艾葉一起加水 1500CC 煎煮 20 分鐘，去渣，薰洗陰部。

【**方五**】白果 10 枚，去殼搗爛，豆漿 1 碗，煎服，每日 1 次。

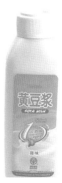

豆漿

5. 子宮頸糜爛、子宮頸炎：
黃耆、當歸各水煎取汁煮粥

❧ 特效小偏方 ❧

【方一】取鮮馬鞭草30克，豬肝1個，將馬鞭草洗淨切成小段，豬肝切片，混勻後放碟子裡，隔水蒸熟服食。每天一次。實驗證明，這個方子將馬鞭草消炎止痛的效果充分發揮，也沒有任何副作用。注意：治療期間夫妻倆盡量少同房。

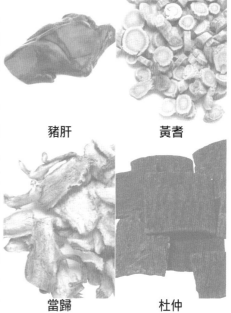

豬肝　　　　　黃耆

當歸　　　　　杜仲

【方二】黃耆、當歸各15克，水煎取汁煮粥，常食。這則方子適用於子宮頸糜爛所致的體虛乏力，亦適用於子宮頸糜爛各類物理治療之後的體虛乏力。

【方三】杜仲35克，用布包好，粳米30～70克，一起加水煮粥，每天1劑，連吃8～10天。

【**方四**】蓮子、枸杞各 35
克，豬腸 1 段、雞蛋 2 顆。
蓮子、枸杞洗淨後，加入雞
蛋攪拌均勻，加適量佐料
後，塞入洗淨的豬腸內，兩
端用線紮緊，煮熟，切片後
食用。每天 1 次，10 天為 1
個療程。

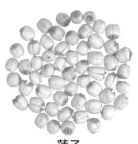

蓮子

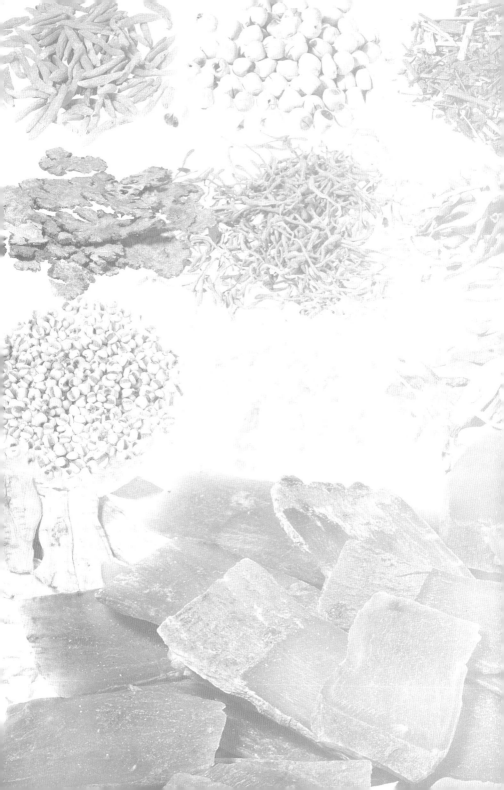

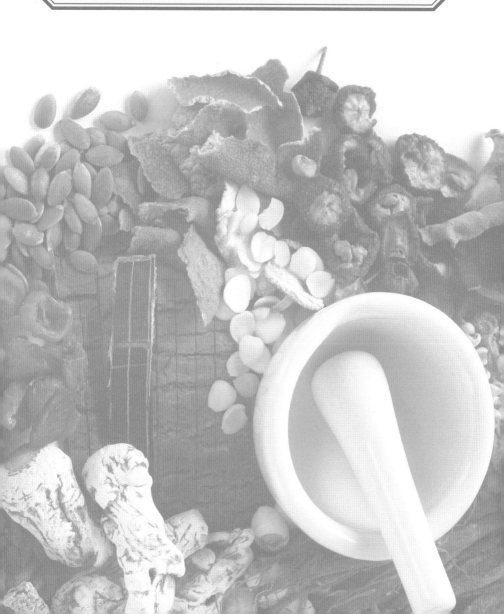

第九章

兒科疑難病

1. 小兒遺尿：
臨睡前將黑胡椒粉適量放在肚臍內

❦ 特效小偏方 ❦

【方一】豬小肚（豬膀胱）、胡椒粒適量，老薑數片。豬小肚，在切開時要洗乾淨，因小肚有尿味，所以用鹽洗，然後將小肚切成小片，用熱水煮1次，再用清水

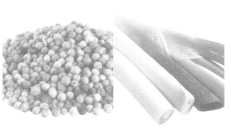

胡椒　　　　　　　　蔥

洗淨，與胡椒粒、老薑燉熟。食之。胡椒粒的多寡依年齡而定。1歲用1粒。

【方二】黑胡椒粉適量。每晚臨睡前將適量胡椒粉放在肚臍內，以填滿肚臍窩為準，然後用傷濕止痛膏貼蓋。並將其周圍壓緊，以免活動時將藥粉漏掉。1日換1次，甚妙。

【方三】蔥白1節，生硫磺3克。將其合搗如膏。睡前將藥膏外敷臍上，用繃帶固定，或傷濕止痛膏固定，晨起取下。每晚1次，連用3～5次。

2. 小兒腹瀉：將銀杏研細末。雞蛋打孔，把銀杏末裝入蛋內蒸熟

∞ 特效小偏方 ∞

【方一】炒麥芽、炒神曲、焦山楂、萊菔子各6克，茯苓9克，連翹3克，水煎。每日1劑，分2次服。適用於傷食瀉。

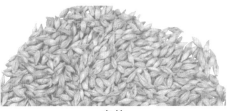

麥芽

【方二】銀杏2個，雞蛋1顆。將銀杏去殼取仁，曬乾，炒熟，研為細末。將雞蛋打一孔，把銀杏末裝入蛋內，

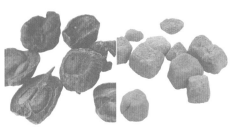

焦山楂　　　　　神曲

用紙糊住，蒸熟，去殼食用，每日1次。適用於脾虛瀉。注意銀杏有小毒，不可過多食用。

【方三】山楂、神曲、麥芽各6克，萊菔子、茯苓各9克，陳皮、連翹各3克，水煎。分2次服，每日1劑。

3. 小兒厭食：
白蘿蔔煮沸後撈出加蜂蜜

❧❧ 特效小偏方 ❧❧

【方一】鮮白蘿蔔 500 克，蜂蜜 150CC。將蘿蔔洗淨，切成塊，放沸水中煮沸後撈出，晾曬數小時，再放入鍋中，加入蜂蜜調勻，用小火煮沸，待冷裝瓶備用。餐後食用數塊，連食數日。

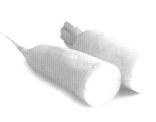

白蘿蔔

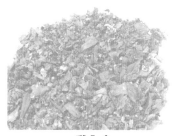

雞內金

【方二】取雞內金適量，烤黃，研為極細粉末。用溫開水送服，3歲以下每次0.3克，3～5歲每次 0.6 克，5歲以上每次 1 克，每日 3 次。

4. 小兒佝僂病：
豬脊骨、菠菜各適量熬湯

❧ 特效小偏方 ❧

【方一】蝦米10克，雞蛋1顆，鹽適量。將雞蛋打散，蝦米洗去泥沙與蛋花攪拌均勻，加鹽適量，放入蒸鍋中蒸熟。補鈣壯骨。

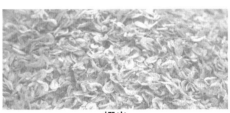

蝦米

【方二】生龍骨30克，雞蛋3顆。生龍骨久煎取汁，打入雞蛋，做成荷包蛋。第二次再將生龍骨30克，與第一次用過的生龍骨同煎，取藥汁煮荷包蛋。每日1劑。吃蛋飲湯。

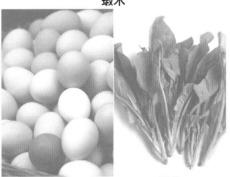

雞蛋　　菠菜

【方三】豬脊骨或腿骨、菠菜各適量。將豬骨砸碎，加水熬成濃湯，加入洗淨切段開水汆過的菠菜，稍煮即成。飲湯吃菜，最後將骨髓吃下。每日2次，可連續服用。養血壯骨。

5. 鵝口瘡：
取香油數十滴，沖化 1 湯匙鹽水

ᏪᎧ᎓ 特效小偏方 ᏅᎧᎎ

【方一】金銀花、連翹各 15 克，黃芩 10 克，生甘草 6 克，加水 200CC。小火煎至 60CC，塗擦口腔，每日 3 次。

【方二】生石膏 2.4 克，青黛、黃連、乳香、沒藥各 0.9 克，冰片 0.6 克，共研細末，貯存於瓶中，每次取少許藥末塗布患處，每日 5 ～ 6 次。

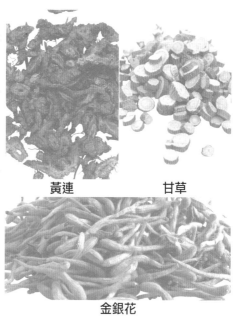

黃連　　　　　甘草

金銀花

【方三】取香油數十滴，沖化於 1 湯匙鹽水中，每次滴入口內 4 ～ 5 滴，每日十餘次。

6. 水痘：菊花水煎

❦ 特效小偏方 ❦

【方一】菊花 30 ～ 50 克，水煎。每日 1 劑，分 3 次服完，再將藥渣加水煎湯外洗，每日 2 次。

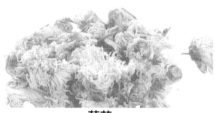

菊花

【方二】紫草根 5 克，放水中浸泡 1 小時，再加水煎湯，藥汁加白糖調服。每日 2 次，連服 5 日。

【方三】金銀花 15 ～ 30 克，黃芩 6 ～ 10 克，水煎。分 2 次服，每日 1 劑。

【方四】苦參、芒硝各 30 克，浮萍 15 克，水煎。外洗患處，每日 2 次。

7. 小兒麻疹：香菜加水煎湯

特效小偏方

【方一】小兒初發麻疹、水痘時，可用香菜根、白菜根、蔥根、蘿蔔根一起熬成四根湯，適量喝兩三次，對痊癒大有好處。

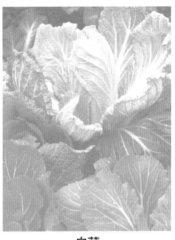

白菜

【方二】鮮香菜、浮萍、西河柳、生麻黃各 15 克，加水煎湯，用所產生的蒸氣熏患兒全身，待藥液稍涼後，用藥液洗浴患兒。每日 1 次。

【方三】鮮芫荽（香菜）150 克，加水煎湯，第一煎內服，第二煎擦洗全身，每日 2 次。

8. 百日咳：
生大蒜適量搗爛如泥，敷兩足心

⚘⚘ 特效小偏方 ⚘⚘

【方一】生大蒜適量。搗爛如泥，敷兩足心，外用紗布包裹，每日換藥 1 次，如敷後足心起皰，用消毒針刺破，擠出膿水，暫停外敷。

【方二】生大蒜去皮切片。每 31 克蒜用 50 茶匙溫開水浸 10 分鐘，然後過濾去渣，加冰糖適量調味，每日飲汁 3 次。1 ～ 2 歲小兒每日服 13 ～ 16 克；3 ～ 6 歲 21 ～ 26 克；6 ～ 10 歲 31 ～ 41 克。連服 3 ～ 7 天見效。

【方三】白蘿蔔洗淨切碎，以白紗布絞汁。每次取白蘿蔔汁 30CC，調入麥芽糖（或關東糖）20CC，再加水適量，攪勻。每日 3 次。

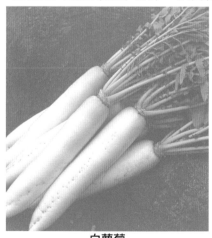

白蘿蔔

【方四】將紫皮蒜搗碎，加白糖和冷開水浸泡 2 晝夜，每次取浸出液 1 湯匙，用溫開水調服，日服 3 次。

9. 蛔蟲病：
使君子 3 克，榧子 6 克，雞蛋 2 顆

☙ 特效小偏方 ☙

【方一】使君子 3 克，榧子 6 克，雞蛋 2 顆。先將使君子、榧子共研細末，再把雞蛋打一個小孔，把藥末分裝入蛋中，用濕紙封口，蒸熟。早晨或晚上空腹時一次吃完，連吃 3 日。治療蛔蟲病，日久不癒，飲食不香，形體消瘦，疲乏無力。

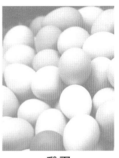
雞蛋

【方二】使君子仁每歲 1 粒，最多不超過 10 粒，瘦豬肉 100 克。一起剁碎，隔水蒸熟，加入低鈉鹽少許調味，晚上空腹時一次服食，連食 2 天。治療蛔蟲病，臍周疼痛，煩躁不安，形體消瘦，小兒或可出現智力遲鈍、發育障礙。本方既能驅除蛔蟲，又能扶助正氣，使之驅蛔而不傷正氣。

第十章

顏面及五官疑難病

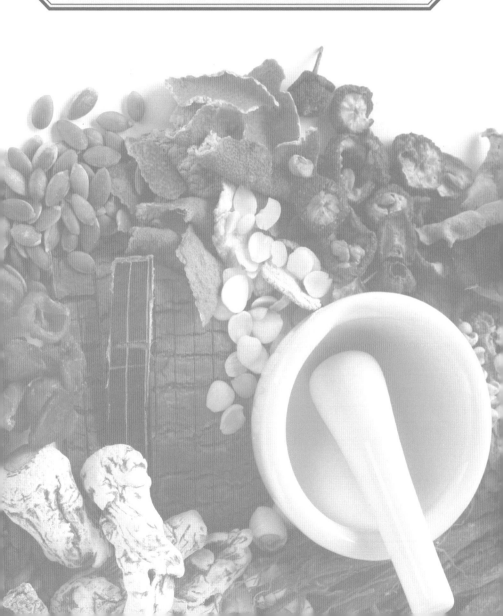

1. 急性結膜炎：
滾開水泡菊花，先用水氣熏兩眼

❧ 特效小偏方 ❧

【方一】夏天游泳不慎染上結膜炎，兩眼生痛，看不得書報。此時，可用滾開水泡菊花，先用水氣熏兩眼，水氣沒有了再倒出一半菊花水喝下去，另一半用紗布蘸上水洗雙目。一天 3

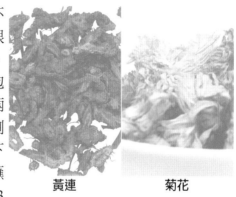

黃連　　　　　菊花

～ 4 次，菊花泡化了就換新的，如此治 2 天後，可癒。

【方二】黃連 10 克，蟬蛻 8 克，煎水 200CC，先以熱氣薰蒸雙目，待藥液溫後，洗雙目，每日 3 ～ 4 次，2 ～ 3 日病除。每服藥可連用 2 ～ 3 日。

2. 白內障：
青皮、芒硝煎水，用冷煎藥水洗眼

∽ 特效小偏方 ∽

【方一】蠐螬 50 個，白糖 500 克。蠐螬焙乾研為細末，與白糖拌勻。飯後每次服 12 克，每日服 3 次，數日即癒。

【方二】羊肝 60 克，谷精草、白菊花各 12 克。水煎，口服，每日 1 劑。

白菊花

【方三】水蛭 7 條，蜂蜜 30 克。水蛭浸入蜂蜜中 20 天。用浸後的蜂蜜點患處，1 日 2 次。

【方四】青皮、芒硝各 15 克。煎水 2 碗，冷卻備用。用冷煎藥水洗眼，能重見光明。

3. 黑眼圈：馬鈴薯片外敷

特效小偏方

【方一】馬鈴薯片外敷。將新鮮馬鈴薯切成約 0.3 公分的薄片，貼在眼睛上，約 20 分鐘至半小時。

【方二】枸杞菊花茶，枸杞 5 克、菊花 10 克，以熱開水沖泡，代茶頻飲。

枸杞菊花茶

4. 鼻竇炎：倒杯溫熱的水，放點鹽，來回沖洗鼻腔

❦ 特效小偏方 ❦

【方一】冬瓜子 30 克，泥鰍 5 條，先煎冬瓜子 20 分鐘，去滓，納入洗淨的泥鰍，煮至熟，加少許鹽，佐餐食用。功能清熱利濕排膿，宜於脾胃濕熱證，見涕濁而黃量多，嗅覺喪失，鼻內腫脹者。

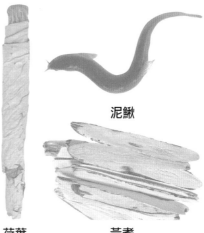

泥鰍

荷葉　　　　黃耆

【方二】黃耆、橘皮各 15 克。煎湯去渣，加入荷葉 1 張，熱浸，取湯，佐餐飲用或代茶飲。功能可補氣升清化痰，適宜於肺脾氣虛者，症見鼻塞流涕，不甚臭穢，神疲乏力。

【方三】每天早上起床後，倒滿一杯溫熱的清水，放一點鹽，比例大概是 1：50。等鹽溶化後把鼻子湊上去，讓兩個鼻孔浸泡在水裡，然後吸氣、呼氣，來回沖洗鼻腔。

5. 過敏性鼻炎：
早晨洗臉兩手捧涼水按摩鼻翼兩側

❧❧ 特效小偏方 ❧❧

【方一】蔥白洗淨去
膜，除去青莖及鬚
根，待蔥白略乾，
切碎搗爛，以紗布包
取汁，加入等量之
甘油，再加1滴薄荷
油，密貯瓶中。用時
搖勻，以此液滴鼻，
1日3次，連用幾天，
效果明顯。

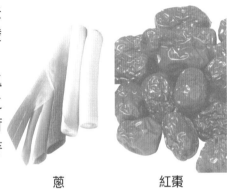

蔥　　　　紅棗

【方二】患過敏性鼻炎，一感冒就流涕不止，很痛苦。可
在感冒後馬上用熱水和毛巾敷鼻子，一天敷4～5次，間
隔再用涼水洗鼻子（同時將涼水吸入鼻內），再用鹽水放
上幾片蒜漱口，1小時左右1次。

【方三】早晨洗臉時，用兩手捧涼水按摩鼻翼兩側16次，
晚上洗臉時，用溫熱水同樣按摩16次。3個月後症狀減輕，
1年後基本治癒。長期依方按摩方可見效。

【方四】蔥白紅棗雞肉粥：紅棗10枚、蔥白5根，香菜、

生薑各 10 克，雞肉（連骨）、粳米 100 克。紅棗去核，將粳米、雞肉、生薑；紅棗先煮粥，粥成再加入蔥白、香菜調味。

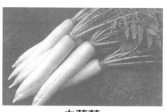

白蘿蔔

扁豆

【**方五**】白蘿蔔煮水：白蘿蔔 3～4 根放入鍋中加清水煮，沸後即用鼻吸蒸汽，數分鐘後，鼻漸暢通，頭痛消失。經常使用，可治療慢性鼻炎。

【**方六**】扁豆粥：扁豆 30 克，黨參 10 克，粳米 50 克。扁豆、黨參同煎，去渣取汁，加粳米如常法煮粥。

6. 酒糟鼻：雪梨蜜棗銀耳湯

✼ 特效小偏方 ✼

【**方一**】雪梨蜜棗銀耳湯：雪梨 1 個，蜜棗 3 枚，銀耳 20 克，白糖適量。雪梨切片後，與蜜棗、銀耳、白糖同置砂鍋中，加水適量，煮數沸銀雪耳熟透即可食用。適用於酒糟鼻，鼻尖有紅斑、紅丘疹和膿皰，伴有微血管擴張。

【**方二**】板栗肉 350 克，瘦豬肉 350 克。先起油鍋，下入切塊的豬肉，微炒，再加水適量，待沸後加入板栗肉，小火燉至熟透後調味即成，佐餐食用。適用於酒糟鼻，鼻部顏色暗紅，皮膚肥厚，微血管擴張，表面凹凸不平等症。

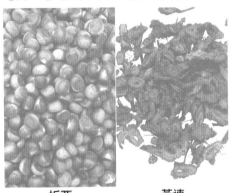

板栗　　　　　黃連

銀耳

【**方三**】黃連 3 克；米 50 克，將黃連磨成細末，米加適量水煮沸，取黃連末 1.5 克放入杯中，再

加入 100CC 米湯，加蓋燜 3 分鐘後即成，早晚各一次，空腹飲用。

7. 中耳炎：取蛋黃放入鐵鍋，小火熬出蛋牛油

❦ 特效小偏方 ❦

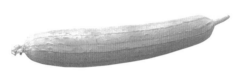

絲瓜

【方一】生大蒜2頭，絲瓜1條，分別洗淨，搗爛，用潔淨紗布絞汁，滴患耳。每次3滴，每日3次。

【方二】雞蛋數顆，取蛋黃放入鐵鍋，用小火熬出蛋牛油，加入少許冰片調勻即可。每次滴入患耳內2～3滴，每日2次，連用5日。

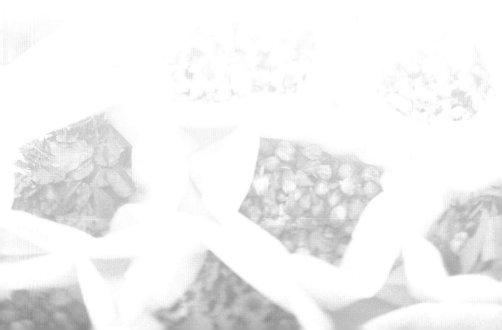

8. 牙周炎：用鹽刷牙，對準牙齦處刷它

❧ 特效小偏方 ❧

【方一】烏賊骨粉 50 克，槐花炭、地榆炭、兒茶各 5 克，薄荷腦 0.6 克。以上 5 味藥兌勻，裝瓷瓶備用，每用時取少許刷牙，每日 3 次。治牙周病。

【方二】如果在每天早晚及飯食前後都用低鈉鹽刷牙，對準牙齦處刷它，使皰破、血流為止，連續刷兩個月，牙齒復固如初，齒縫不再流膿血，且口臭盡除。

【方三】將 50CC 醋和冷開水混合後早晚漱口，持續 2 週，醋水亦可以生薑水取代。

【方四】金銀花甘草飲，金銀花 15 克，甘草 10 克，將上 2 味藥以水煎服，取藥汁。

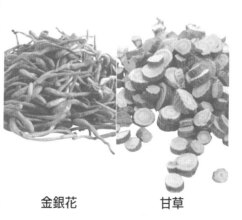

金銀花　　　　甘草

9. 牙痛：將胡椒、綠豆用布包紮，用痛牙咬定

❦❧ 特效小偏方 ❦❧

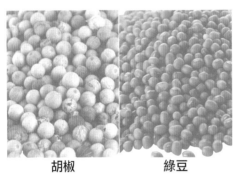

胡椒　　　　　綠豆

【方一】胡椒、綠豆各10粒。將胡椒、綠豆一起用布包紮，砸碎，以紗布包作成一小球，用痛牙咬定，涎水吐出。即癒。

【方二】取紅棗10枚去核，置入雄黃10克，置瓦上小火煅燒，出煙存性，與冰片、硼砂、青黛各3克，共研細末，貯瓶備用。用時，用藥棉球蘸藥末塞患處，待口角流涎，吐出棉球，疼痛即除。

【方三】紅棗1個，正梅片0.6克。將紅棗入火內燒過，以不見煙為準，取起入鹽內埋之候冷。取出後加入正梅片搗成細粉。先用薄荷葉煎水洗患處，然後用棉棒蘸藥擦患處，日擦數次。忌辛辣、魚腥

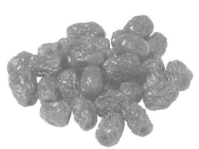

紅棗

等物。

【**方四**】苦瓜 1 顆、白糖適量，將苦瓜搗爛如泥，加適量白糖調勻後靜置 2 小時，濾液後冷服，連服三次。

苦瓜

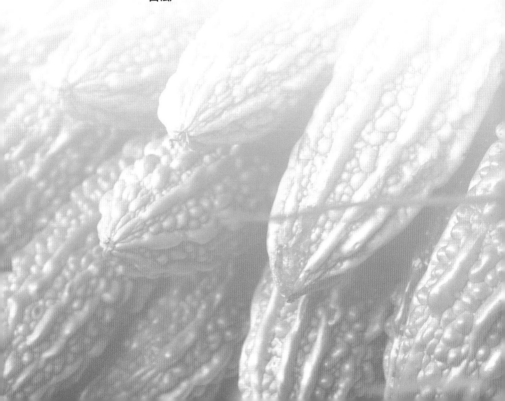

10. 口腔潰瘍：番茄檸檬汁

❦ 特效小偏方 ❦

【方一】黑木耳山楂飲，銀耳、黑木耳、山楂各 10 克，水煎服，每日 1～2 次。

【方二】番茄檸檬汁，大番茄 1～2 顆，檸檬切片 3～4 片，水適量，用果汁機打成汁，飲用前先含在口中，用其漱口數秒後再吞下。一日 1～2 杯。

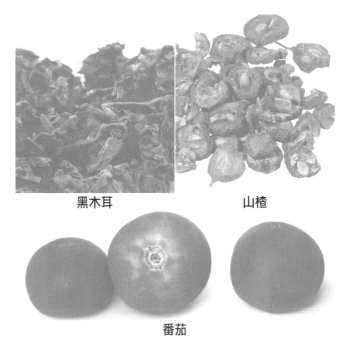

黑木耳　　　　　　　山楂

番茄

11. 口臭：黃連水

❧ 特效小偏方 ❧

【方一】黃瓜 50 克、粳米 100 克，將黃瓜去皮切片和粳米一起煮粥食用。

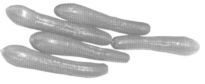

黃瓜

【方二】吃新鮮山楂。

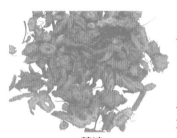

黃連

【方三】飯後取少量茶葉嚼食，或以濃茶漱口。

【方四】黃連水，取黃連 5 克，用開水浸泡，早晚飲用一次，本方可適當加點紅糖，使其不至於太苦。

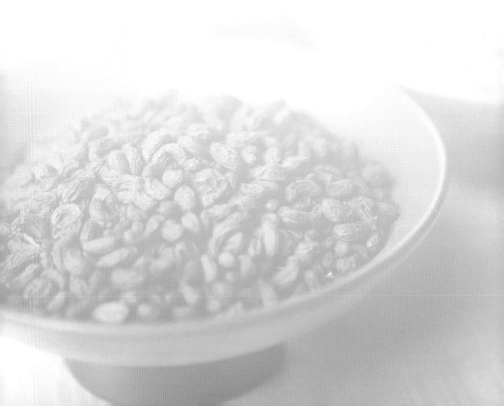

第十一章

皮膚科疑難病

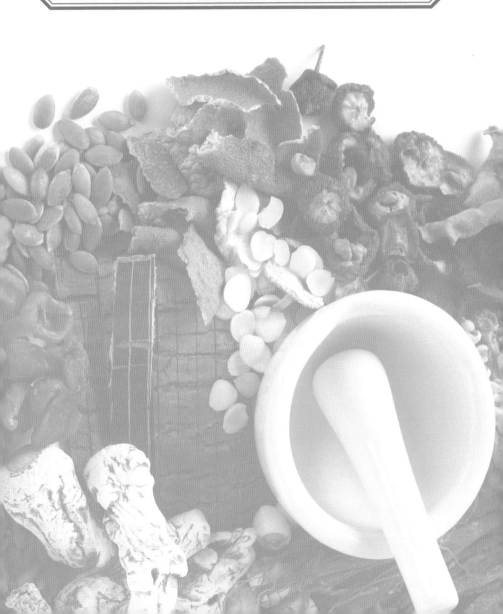

1. 神經性皮膚炎：
芹菜、豆腐、鹽，吃法隨意

∽ 特效小偏方 ∽

【方一】芹菜 20 克，豆腐 30 克，鹽適量，吃法隨意，每日 1 次。服用次數視病情而定。適用於神經性皮炎，病位廣泛，丘疹融合成片，瘙癢難忍者。

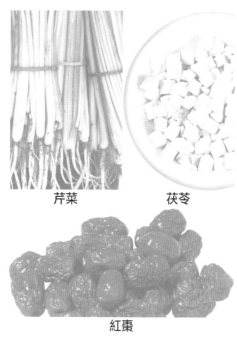

芹菜　　　　茯苓

紅棗

【方二】穿山甲 15 克，土茯苓 30 克，鹽適量，煎湯服。每日 1 劑，連服 10 天。適用於神經性皮炎，皮損粗糙、肥厚，皮膚瘙癢者。

【方三】鴿子 1 隻，紅棗 15 枚，髮菜 10 克，鹽和雞精粉適量。把鴿子洗淨後與紅棗、髮菜共燉熟，調味後服用。每日 1 劑，連服 10 天。

2. 老年斑：薑片開水浸泡，加入少許槐花、蜂蜜攪勻當茶飲

❧ 特效小偏方 ❧

【方一】外用法：一般可將生薑洗淨，不去皮，切成0.2～0.4公分的薄片，晾乾或烘乾成黃色半透明狀後，再放入50度白酒中浸泡約15日。

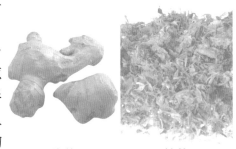

生薑　　　　　　槐花

潔面後，用化妝棉蘸取汁液，以打圈手法塗抹老年斑處，4～5分鐘後洗去即可。每晚1次。但需要注意的是，在塗擦期間，如果明顯感到皮膚有疼痛感或出現紅疹，要立即停用，用較涼的溫水洗淨，兩三天即可恢復。

內服法：取適量鮮薑片放入水杯中，用適量開水浸泡5～10分鐘後，加入少許槐花、蜂蜜攪勻當茶飲。每日1劑，連用1～2個月。

3. 濕疹：芹菜每天當菜吃

❀❀ 特效小偏方 ❀❀

【方一】芹菜 250 克，每天當菜吃，吃法不限，要連續食用。久服可使皮膚乾燥，不癢而癒。

適用於濕疹亞急性期，皮膚潮紅，丘疹有滲出液。

【方二】荷花 5 朵，糯米 100 克，冰糖 15 克。先將糯米煮成粥，待粥將熟時加入冰糖、蓮花，稍煮，即可食用。適用於慢性濕疹，滲出較少者。

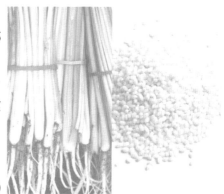

芹菜　　　　糯米

【方三】鮮馬齒莧 250 ～ 500 克，洗淨切碎，煎湯服。每日 1 劑，連服 1 週。治療急性或亞急性濕疹，症見皮膚紅腫、水皰，或滲出，瘙癢明顯者。

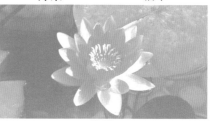

荷花

4. 雞眼：
用蒲公英根部冒出的白色漿液塗雞眼

【**方一**】取一棵蒲公英（普通藥店有售），將根部冒出的白色漿液塗在雞眼上，兩三天雞眼便慢慢向外脫落，一週便脫落乾淨。

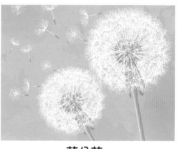

蒲公英

【**方二**】將蔥葉頭割斷，用手擠其液（即蔥葉內帶黏性的汁液）。緩慢塗擦雞眼處，數次後即可痊癒。

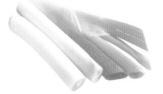

蔥

【**方三**】未成熟的無花果搗爛，敷於患處，每日換藥 2 次，數日見效。

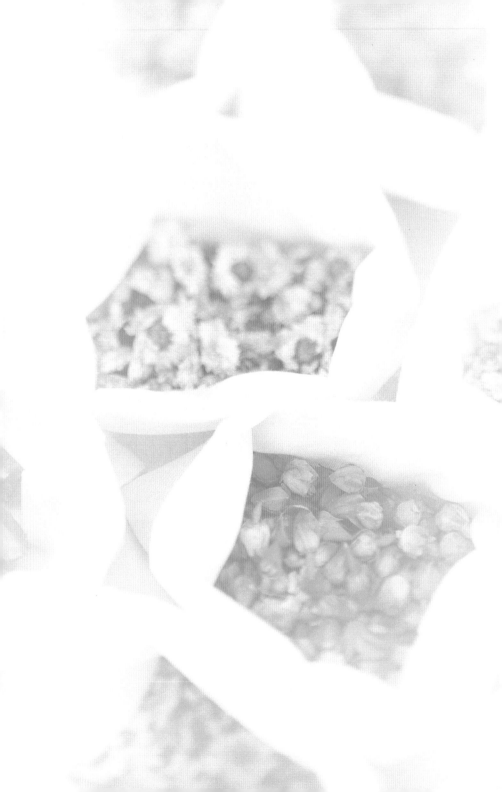

常用的抗衰老中藥

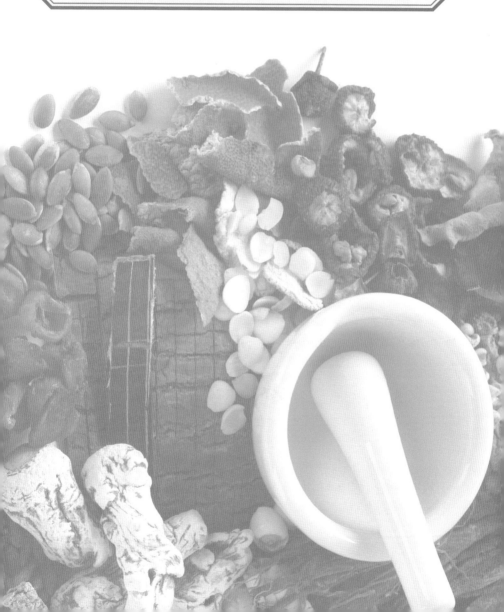

◆ 常用的抗衰老中藥

　　對於體弱有病的人，根據具體症情服用些「藥補」還是很必要的，有補其不足、幫助健身強體的作用。

　　如氣虛的人常會有氣短無力、神疲聲低、動則即感疲勞、甚至喘促、容易出汗等況，用藥以補氣為主，常用中成藥有生脈飲、四君子丸、黃耆丸、補中益氣丸、人參健脾丸等；

　　血虛的人常會有頭暈心慌、面色蒼白、神精疲軟等況，用藥以補血固氣為主，常用中成藥有十全大補丸、黃精丸、歸脾丸、人參養榮丸等；

　　腎陰虛的人常會有頭暈耳鳴、口乾咽燥、面部升火、小便短赤、盜汗等況，用藥以滋陰補腎為主，常用中成藥有大造丸、大補陰丸、左歸丸、六味地黃丸等；

　　腎陽虛的人常會有四肢不溫、形寒怕冷、大便溏薄、夜尿較頻，甚則陽萎早洩等況，用藥以補陰益腎為主，常用中成藥有十補丸、金匱腎氣丸、右歸丸、全鹿丸等。

　　總之，要根據各人情況合理選補，如果不講辨證，盲目地亂服補藥，認為多吃無害，或長時間服用，常常出現中毒症狀，如鼻衄、齒衄、煩躁不安、頭痛等，後果嚴重。

所以虛弱的病人進「補」之前（心補、食補、藥補），務必請教醫生辨證指導，才會根據各人心理狀態的好壞，體形的胖瘦，陰陽氣血虛弱的程度等況，針對性選擇「心補」，或是食補，或是藥補。還是選其中二種結合而補，或三種結合而補。這樣進「補」才不會造成「蠻補」。所以抗衰補藥要學會用更要用好：

1. 人參

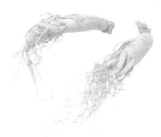

　　最常用的滋補性中藥。《神農本草經》列人參為上品，稱其功能「補五臟，安精神，明目開心益智，久服輕身延年。」現代醫學研究，人參主要含人參皂甙，其藥理作用有增強機體免疫功能，抵抗有害因素的損害，強心、抗疲勞，提高某些酶（如 RNA 多聚酶等）的活性減少脂質過氧化物生成。

用法：

①單味煎服，3 ～ 9 克。

②研末口服，每日 0.5 ～ 1 克。

③人參口服液，每支 10 毫克（相當於生曬參 250 毫克），
每日 1 ～ 2 支。

注意：人參雖性溫，但長期過量服用可出現頭痛、
煩躁、失眠、食欲減退、口乾鼻出血、血壓升高等
症狀，醫學稱為「人參濫用綜合症」。凡實證、熱
病均忌用。

---

2. 三七

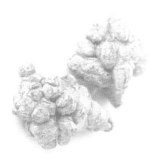

　　三七又稱田七，含皂甙，
與人參皂甙相似。具有滋補強
壯、抗衰老作用，三七皂甙抑
制脂質過氧化、提高腦組織活
性，降低腦組織和血液中的脂
褐素含量。此外，三七尚有擴
張冠脈、減慢心率、減少心肌
耗氧量，有降壓、止血、抑制血小板聚集、降低血黏度作
用。

用法：口服一次 1 克～ 1.5 克。

3. 山楂

　　山楂含多種黃酮、三萜類化合物、皂甙、維生素C、酶、果酸等，有強心、增加冠脈及腦血流量，降低心肌耗氧量、降血脂等作用。

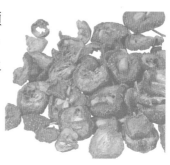

用法：

①山楂片，每片相當於原生藥1克，每次服5片，1日3次，4週為一療程。

②冠狀動脈心臟寧片，每片相當於原生藥1克，每次服2～5片，1日2～3次，45日為1療程。

4. 冬蟲夏草（蟲草）

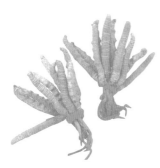

　　冬蟲夏草是一種昆蟲的幼蟲和真菌的結合體。蟲是蟲草蝙蝠蛾的幼蟲，夏草是一種蟲草真菌。藥用成分主要是蟲草酸（冬蟲夏草素）。現人工培養，用其菌絲體代用品，作用相同。具有抗腫瘤、增強免疫

功能、降血脂、增加心肌供血的作用。

用法：用於保健，每日 4 次，一次 5 ～ 9 克，研粉、配藥或與雞燉服。

5. 枸杞子

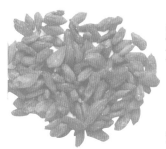

傳統的補藥，具有滋腎潤肺，補肝明目的功效。在《本草綱目》上被列為補藥的上品：「堅筋骨、去虛勞，補精氣。」

枸杞含有多種生物鹼、十幾種甾醇類化合物、含有錳、鋅、鈦、銅、鈷、鉻、鎘、鎳、鈣、鎂、鉀、鍶、硒等 14 種元素，維生素、有機酸、多糖等，特別是枸杞多糖，有增強細胞免疫作用，清除自由基等抗衰老、抗腫瘤作用。

用法：

①單獨入膳 1 劑 10 克。

②配藥酒，多少不限，放入白酒中。如不能飲白酒可用黃酒浸泡，半月即可飲用。

③代茶飲，一次 5 ～ 10 克，用開水沖泡，連用三天後棄

之再更換新品。

6. 鹿茸

現代醫學研究證實鹿茸含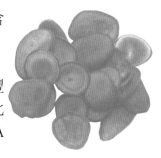
有性激素、磷脂、前列腺素、
微量元素（鐵、鋅、銅、錳、
硒等）、膽甾醇、氨基酸及豐
富的自由基清除劑包括抗氧化
酶 SOD 及維生素 E、維生素 A
原等。

主要作用：①對人體有強壯作用，提高工作精力，可使血
中紅細胞、血紅蛋白和網織紅血球增多；②增強內分泌功
能；③提高機體免疫功能。臨床上用於滋補保健藥。

用法：

①研末口服，每日 0.6 ～ 3 克。

②鹿茸精口服液，每次 10CC，每日 1 ～ 2 次，飯前服，3
～ 4 週 1 療程。

③泡酒，用白酒浸泡。

> **注意：**中醫認為陰虛陽亢者、得熱病人忌用。

7. 靈芝

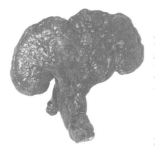

靈芝是一種擔子菌類植物。分為赤芝、紫芝、青芝、黑芝、黃芝、白芝六種，最常見的是赤芝和紫芝兩種。

現代醫學研究證明赤芝中含有 10 多種氨基酸、肽類和多糖。靈芝能增強機體免疫功能，有清除自由基作用並有強心、降血脂、耐缺氧、調節細胞代謝、促進核酸、蛋白質合成等作用。

用法：

①研粉口服，每次 1.5 ～ 2 克，每日 2 次。

②水煎服，每日 3 ～ 6 克。

③酒浸泡服。

④靈芝片或沖劑、口服液。用於保健抗衰。

8. 黃耆

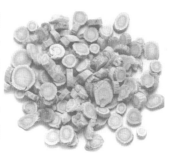

　　黃耆有抗衰老作用，有增強機體免疫功能效力，黃耆多糖能增強吞噬細胞的吞噬功能。黃耆可使細胞生長旺盛，細胞在體外生長的壽命延長一倍左右。此外，黃耆強心擴張血管、提高體內 SOD 活性，降低血脂過氧化物含量、抗疲勞、抗缺氧、具有興奮中樞神經系統的作用。適用滋補保健，多與其他中藥配方使用。

用法：

①北耆精口服，每次 10CC，1 日 1 次。

②用作藥膳，如黃耆燉雞等。

③配伍入藥；黃耆每日用量 5 ～ 25 克。

9. 何首烏

　　何首烏含大黃酚、大黃素為量多，其次為大黃酸、大黃素甲醚等。

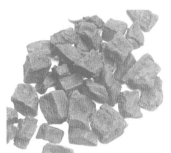

此外，尚含卵磷脂、葡萄糖甙等。現代醫學研究證明何首烏可促進造血細胞發育，有降血脂及減輕動脈粥樣硬化，具有防止血栓形成，還有類似腎上腺皮質激素作用。

臨床上用於滋補營養藥，用於老年多病、鬚髮早白、高血脂症。

用法：

①首烏片口服，每片 0.25 克，含生藥 0.8 克，1 次服 4 ～ 6 片，一日 3 次。用於老年保健，每次服 3 ～ 4 片，1 日 3 次，服 2 ～ 3 個月後，停服 1 個月再服。

②配伍代茶飲，常用量 9 ～ 15 克。

10. 山藥

現代醫學研究證明山藥可增強機體免疫力，提高人體性功能，改善冠狀動脈和微循環血流，還有鎮咳、平喘等功效。

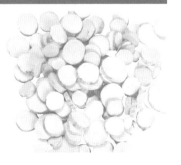

用法：用於養生保健，可單食用或入膳，常用量為 9～18克。

11. 黃精

　　現代醫學研究證明黃精有抗氧化及增強免疫功能的作用，調節糖和脂質代謝；可防止動脈硬化形成，具有增加冠狀動脈血流量，改善心肌營養和降血糖的作用。

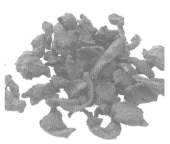

臨床為滋補強壯藥，有補肝潤肺、補腎填精、養陰生津、強筋骨，具有保健益壽功效。

用法：

①多配伍用藥。

②水煎服。

③入膳。

④代茶飲、常用量為每日 9～12克。

國家圖書館出版品預行編目資料

全世界十幾億人都在用的小偏方／趙國東編
著；－－初版.－－新北市：華志文化, 2015.07
面；　公分.－－（醫學健康館；03）

ISBN　978-986-5636-23-4（平裝）

1.偏方

414.65　　　　　　　　　　　　　104007087

日 華志文化事業有限公司

書名／全世界十幾億人都在用的小偏方
系列／醫學健康館 ⓪③

主　　編　趙國東醫師
執　行　編　林雅婷
美　術　編　輯　簡郁庭
封　面　設　計　黃雲華
文　字　校　對　陳麗鳳
企　劃　執　行　康敏才
社　　長　黃志中
總　　編　輯　楊凱翔
出　版　者　華志文化事業有限公司
電　子　信　箱　huachihbook@yahoo.com.tw
地　　址　116 台北市文山區興隆路四段九十六巷三弄六號四樓
電　　話　02-22341779
印　製　排　版　辰皓國際出版製作有限公司

總　經　銷　商　旭昇圖書有限公司
地　　址　235 新北市中和區中山路二段三五二號二樓
電　　話　02-22451480
傳　　真　02-22451479
郵　政　劃　撥　戶名：旭昇圖書有限公司（帳號：12935041）

出　版　日　期　西元二〇一五年七月初版第一刷
售　　價　二二〇元

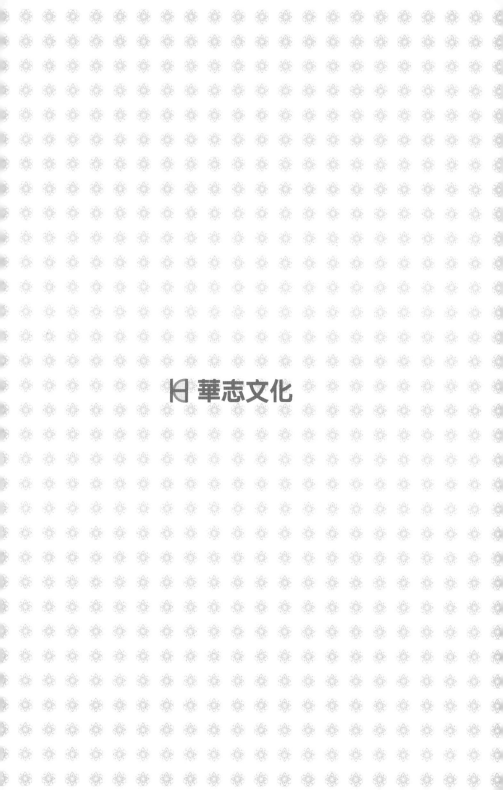
華志文化

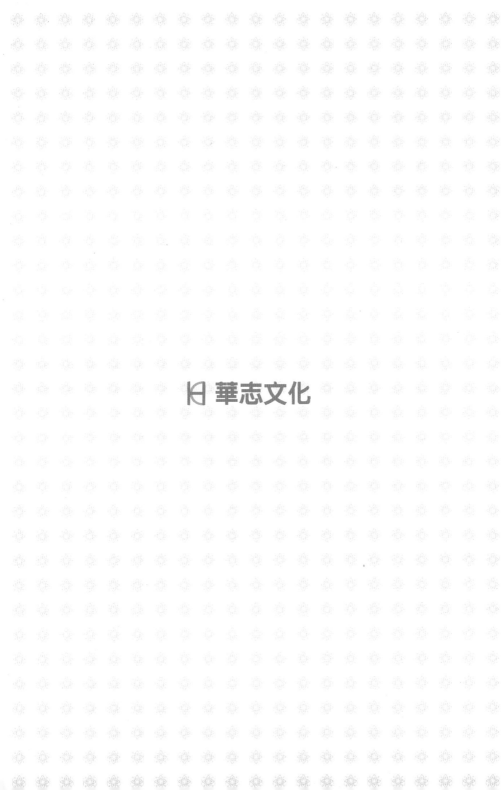

華志文化